[illegible]

To Philippe
and all
the passionate
for Healthcare

[illegible]

CW01638614

Le site Internet
des Éditions Débats Publics :
www.debats-publics.com

Patients,
réveillez-vous !

Déjà parus aux
Éditions Débats Publics

Philippe Lentschener, *L'Odyssée du prix, vie chère,* low-cost, *gratuité, une phénoménologie du prix*, 2007.

Philippe Lemoine, *La Nouvelle Origine*, 2007.

Marie-Laure Sauty de Chalon, *Médias, votre public n'est plus dans la salle*, 2007.

Martin Vial, *La* Care Revolution: *l'homme au cœur de la révolution mondiale des services*, 2008.

Martin Vial, *The Care Revolution: Man at the Centre of the Global Service Revolution*, 2008.

Véronique Langlois et Xavier Charpentier, *Les Nerfs solides, paroles à vif de la France moyenne*, 2009.

Robert Cantarella et Frédéric Fisbach, *L'Anti-Musée*, 2009.

Matthias Leridon, *L'Afrique va bien*, 2010.

Jean-Pierre Wiedmer, *Enfin senior !*, 2010.

Jérôme Ballarin, *Travailler mieux pour vivre plus*, 2010.

Jean-Loup Durousset, *Le privé peut-il guérir l'hôpital ?*, 2010.

Louis Champion et Daniel Vervloet, *Tous allergiques ?*, 2011.

Raymond Redding, *L'écrit fait de la résistance*, 2011.

François Davy, *Une société heureuse au travail*, 2011.

Séraphin Kajibwami, *Les Diamants de Kamituga*, 2011.

Jean-Louis Chaussade, *Le XXI*[e] *siècle, le siècle de l'eau?*, 2012.

Anne-Sophie Souhaité, *Les Engagés de la République*, 2012.

Marcel Kahn, *Le Mutualisme, l'assurance d'une société plus heureuse?*, 2013.

Jean-Pierre Wiedmer, *Tant qu'il y aura des seniors*, 2013.

Thierry Jadot, *L'Été numérique*, 2014.

Tarek S. Hosni, *Le Changement positif*, 2014.

Michel Mathieu, *Nouvelles banques*, 2014.

Bruno Mettling, *Entreprises : retrouver le temps pertinent*, 2014.

Olivier Sibony, *Réapprendre à décider*, 2014.

Filippo Monteleone

Patients, *réveillez-vous !*

La transformation de l'hôpital
entre les mains du patient

Débats Publics
Maison d'édition et de débats

A Mariachiara,
Gabriele,
Nicola Tancredi
e Andrea.

Avertissement

Les propos du présent essai
reflètent le seul point de vue de l'auteur.

Sommaire

Introduction 13

Chapitre I : Le patient en France et en Europe aujourd'hui, l'hôpital contre le patient? 19

Chapitre II : Un nouveau regard, le patient, un client comme les autres 39

Chapitre III : La qualité, côté patients 57

Chapitre IV : Une révolution en marche, vers un patient 2.0 81

Chapitre V : Médecins et chercheurs face au défi de l'innovation 105

Chapitre VI : Une réforme en profondeur, le patient enfin «au cœur du système» 133

Chapitre VII : Transformer les mentalités et libérer le potentiel humain 171

Chapitre VIII : Médecine prédictive et personnalisée, l'émancipation des patients ? 201

Conclusion : Entre réalisme et idéalisme 225

Introduction

Nous avons tous été, un jour ou l'autre, confrontés au «meilleur système de santé au monde». Nous avons tous fait l'expérience, personnellement ou par l'intermédiaire d'un proche, de délais d'attente à rallonge, de lenteurs administratives, de carences d'informations ou de lacunes dans l'organisation de notre prise en charge. Nous avons tous pris notre mal en patience, persuadés que ces problèmes étaient dans l'ordre naturel des choses. Inconsciemment, nous avons tous fini par intégrer ces dysfonctionnements et nous y adapter.

Pourtant, les difficultés que nous avons rencontrées n'ont aucune raison d'être : elles ne sont ni normales ni justifiables, encore moins insurmontables. Elles résultent de l'inertie de nos structures, du cloisonnement entre les professionnels de santé et d'une résistance au changement plus forte que dans d'autres secteurs. En tant que patients, nous sommes les premiers pénalisés par cette réalité à laquelle la multiplication des réformes n'a jamais su remédier.

Pour résoudre ces problèmes, il est grand temps que chacun d'entre nous fasse entendre sa voix, ses exigences, et demande à être mieux pris en compte. Prenons conscience que nous avons tous un rôle à jouer dans les évolutions à venir. Les divergences d'intérêts sont multiples dans l'univers de la santé, à tel point qu'il faudra une excellente raison pour convaincre les acteurs de modifier leurs habitudes et leurs méthodes. Le seul motif qui les incitera à dépasser leurs antagonismes, c'est le patient !

C'est en partant de ce constat, centré sur les préoccupations de n'importe quel usager, que j'ai souhaité engager une réflexion sur l'avenir de notre système de santé. Je ne suis ni médecin, ni politique, ni technocrate, et, de surcroît, pas français. Cela me confère un avantage : apporter un regard neuf sur l'organisation des soins dans l'Hexagone, celui d'un manager de la santé qui souhaite restituer le pouvoir au patient. Mon but n'est pas d'opposer les acteurs les uns aux autres, de désigner des coupables ou de rejouer l'éternel débat entre public et privé mais d'apporter des solutions concrètes, fondées sur une conviction profonde : la transformation du système viendra avant tout du patient.

Ainsi, cet essai n'est pas un réquisitoire contre les pouvoirs publics, l'hôpital ou les médecins : c'est un plaidoyer en faveur d'une révolution des mentalités. Ma critique se veut constructive et positive, sans amertume ni acrimonie, sans tabou ni œillères idéologiques. Elle se nourrit des expériences que j'ai vécues, sur le terrain, au contact des équipes médicales, des personnels soignants, des directeurs d'hôpital, des responsables de la santé et des patients. Au fil des années, j'ai pu mesurer la richesse de notre système, mais aussi identifier les barrières et les anticorps qui retardent sa modernisation.

Cela fait plus de vingt ans que je suis arrivé ici. Je suis né en Italie, mais j'ai choisi la France. Je suis admiratif de ce pays et de son système de santé. J'aime la France, je suis fier que mes enfants y aient vu le jour et puissent y poursuivre leurs études. En fait, je considère la France comme une patrie de cœur et d'esprit. Je suis également un Européen convaincu, qui regarde les autres pays sans arrogance ni complaisance, notamment la qualité des soins qu'ils offrent à leur population : je tâche d'être lucide sur les autres et sur nous-mêmes. À ce titre, j'ai acquis la certitude que nous disposions d'atouts formidables, mais que nous les utilisions à mauvais escient.

Par exemple, je fais la différence entre les individualités qui œuvrent au système de santé et le système en tant que tel. Le personnel est dévoué, compétent et de qualité. Les médecins et les paramédicaux ont embrassé leur carrière par passion. Ils sont animés par des valeurs qui nous sont chères : l'esprit de solidarité et de progrès, l'éthique, une grande humanité et la volonté de prodiguer des soins d'excellente qualité. Malgré la difficulté de leur tâche au quotidien, ils ne ménagent jamais leurs efforts. Ils ne peuvent cependant compenser à eux seuls une carence majeure de notre organisation : elle est inadaptée et monolithique, en décalage total avec les attentes du patient.

Alors que les ministres de la Santé se succèdent avec des projets de refonte du système dans leurs programmes, le patient ne bénéficie d'aucune amélioration notable. À l'hôpital, on ne s'adapte presque jamais à lui. Bien que nos établissements fournissent des soins de grande qualité, la marge de progrès dans la satisfaction du patient et de ses attentes demeure immense. La culture du service reste largement absente de nos structures. Nous avons un travail considérable à effectuer dans cette direction.

Prisonniers d'une vision trop administrative, nous focalisons notre attention sur les moyens déployés, les *process* et les normes, au lieu de nous occuper de la qualité ressentie par le patient. Or un renversement de perspective est indispensable : faisons de la parole du patient un critère d'évaluation et servons-nous de son expérience pour moderniser durablement les parcours de soins. Le tout est de promouvoir une exigence de performance et de qualité, dans chaque hôpital et dans chaque clinique.

Contrairement à une idée reçue, cette amélioration de la qualité médicale et des services n'entraînera pas une augmentation des coûts. La véritable création de valeur dans nos métiers, c'est la capacité à faire mieux avec moins de moyens. C'est tout l'enjeu actuel, d'autant plus que la crise des finances publiques ne nous autorise plus à dépenser sans compter. Nous n'avons plus les moyens de financer l'inefficience ! Toutefois, évitons de faire fausse route : la réduction des coûts n'est pas l'objectif mais l'un des résultats d'une meilleure qualité des soins. Elle découlera des réformes que nous engagerons au service du bien-être du patient. Pour cela, soyons audacieux et acceptons de tout remettre à plat : la chaîne de soins, la rémunération des acteurs et la gouvernance du système.

Une série de mutations nous invite à œuvrer en ce sens, et ce au plus vite. Les patients et la société se sont transformés à une vitesse impressionnante au cours des dernières décennies, tandis que nos structures hospitalières sont restées figées. Et ce mouvement général ne fait que s'accentuer. Nous ne pouvons plus regarder le monde de la santé avec les lunettes de l'après-guerre ou même des années 1990. L'heure n'est plus à la contemplation nostalgique des grandes réalisations de l'État providence. Les défis du XXIe siècle n'ont rien de comparable avec ceux des époques précédentes.

Le patient de 1945 et celui de 2015 affrontent des problématiques résolument différentes. Il n'est qu'à songer au poids croissant des pathologies chroniques qui nécessite de repenser la prise en charge sur le long terme, ou encore aux innovations technologiques, numériques et thérapeutiques qui renouvellent la relation soignant-soigné. Grâce à Internet, à la digitalisation de l'information, à l'apparition des objets connectés, au *Big Data* et à la médecine personnalisée, nous assistons à l'émergence du patient 2.0 : un individu plus autonome, mieux renseigné et acteur de son parcours de soins. Nous avons là une opportunité de réinventer nos pratiques et d'ériger le patient en partenaire des professionnels de santé, à condition de lui donner le rôle qui devrait être le sien et d'instaurer une relation de confiance.

Nous avons également l'occasion de révolutionner notre conception de l'hôpital et d'en finir avec son architecture dépassée. À terme, nous n'aurons plus besoin de structures dédiées exclusivement à l'hébergement et au traitement : ces fonctions-là seront moins primordiales. Nous devrons nous doter d'« hôpitaux interfaces » dont la vocation sera de faciliter la prise en charge globale du patient, en amont et en aval de sa maladie. De nouveaux métiers, dédiés à l'écoute et à la coordination, accompagneront cette évolution radicale de l'univers de la santé, dorénavant orienté vers l'excellence des services, mais aussi l'anticipation des besoins du patient.

L'avènement de ce nouveau modèle suppose que chacun d'entre nous assume sa part de responsabilité. Les professionnels de santé, qu'ils soient managers, médecins ou personnels soignants, ont évidemment un rôle à jouer. Ils doivent assurer leur leadership médical et managérial, au sein de l'hôpital, et travailler main dans la main pour le transformer. Mais si je dis : « Patients, réveillez-vous ! », c'est avec le sentiment que cette révolution se fera par le bas, et non depuis la sphère technocratique. Ce sont les revendications des patients, leurs propositions, leur autonomie accrue et leur approche inédite de la santé qui inciteront le système à enfin se réformer en leur faveur.

Chapitre I

Le patient en France et en Europe aujourd'hui, l'hôpital contre le patient ?

« Le patient au cœur du système » : les réformes se succèdent et le mot d'ordre demeure. Il est repris, telle une formule à la mode, par l'ensemble des responsables politiques et des acteurs de la santé. Tous utilisent cet élément de langage sans que les paroles soient suivies d'effet. Cette situation immuable rappelle la célèbre sentence de Tancredi Falcoreni, le neveu du prince Salina dans *Le Guépard* : « Il faut que tout change pour que rien ne change[1]. » Dans le roman de Giuseppe Tomasi di Lampedusa, cet aristocrate sicilien, opportuniste et sans scrupule, embrasse la cause des révolutionnaires garibaldiens pour mieux préserver ses privilèges et sa situation. Or notre pays semble avoir fait sien l'adage de Tancredi : la promesse de changement est le paravent du *statu quo*.

Chaque législature est marquée par des débats enflammés sur la refonte de l'organisation du système de santé. Chaque

(1) La phrase originale est : *« Se vogliamo che tutto rimanga com'è, bisogna che tutto cambi ! »*. Giuseppe Tomasi di Lampedusa, *Le Guépard*, 1958.

ministre de la Santé inscrit son nom à une nouvelle réforme et à un projet de loi censé améliorer durablement ou révolutionner le parcours de soins, le financement, la gouvernance et l'accessibilité. Sur le papier, tout change, mais pour le patient, rien ne change jamais. Il n'a pas du tout le sentiment d'être au cœur du système. Et pour cause, aucune preuve tangible d'amélioration ne lui est apportée. S'il était vraiment le rouage clé de l'édifice, sa satisfaction serait réellement mesurée, il serait interrogé tous les jours sur ses attentes, et il occuperait la place qui lui revient de droit dans les instances de gouvernance. Concrètement, il obtiendrait ce rôle d'acteur central qui lui est promis depuis tant d'années. En réalité, il demeure largement exclu d'un système de santé dont le caractère « hospitalo-centrique[2] » n'a cessé de se renforcer au cours des dernières décennies, au détriment du bien-être des usagers.

L'« hospitalo-centrisme » : des vertus d'un modèle à l'anachronisme

Certains chiffres témoignent sans ambiguïté de cette réalité : avec 85 milliards d'euros de dépenses hospitalières en 2012, soit 4,25 % du produit intérieur brut (PIB) et 35 % de la dépense de santé en France, contre 29 % en moyenne dans les autres pays de l'Organisation de coopération et de développement économiques (OCDE), notre pays investit des sommes

(2) Pour une définition plus complète de « l'hospitalo-centrisme » : Michel Arliaud, *Les Médecins*, La Découverte, 1987.

colossales dans ses hôpitaux. L'Hexagone compte en outre 17,88 équivalents temps plein (ETP) hospitaliers pour 1000 habitants contre 10,99 en Allemagne, 40 établissements de santé pour un million de personnes contre 12 au Royaume-Uni, et deux fois plus d'hôpitaux que le Canada. Quant au nombre de lits d'hospitalisation à temps complet, passé de 489 000 à 427 000 entre 1998 et 2009, il reste très supérieur aux standards de l'OCDE : plus de 6 pour 1000 habitants contre 5 partout ailleurs(3).

Dans ce contexte, parler d'une « politique de santé monomaniaque(4) » n'a rien de caricatural : les moyens consacrés aux hôpitaux sont disproportionnés et inadaptés aux mutations profondes qui bouleversent le secteur de la santé. Comme le souligne un rapport de l'Inspection générale des affaires sociales (IGAS), « le rôle et la place de l'hôpital dans le système de santé doivent être réinterrogés. Une structure hospitalière a, avant tout, vocation à prendre en charge les urgences vitales et à diagnostiquer et traiter les phases aiguës des pathologies ne pouvant pas être conduites en ville ou dans des structures plus légères. [...] Il convient de permettre à l'hôpital de se recentrer sur son cœur de compétences et aux patients d'en être moins tributaires(5) ».

---

(3) Sources : OCDE, « Politiques et données sur la santé. Panorama de la santé 2013 : les indicateurs de l'OCDE » ; Mouvement des entreprises de France (Medef), « Réforme du système de santé : il y a urgence ! », juin 2014.

(4) Frédéric Bizard, « Refonder le système de santé français. Pourquoi ? Comment ? », *www.fredericbizard.com*, juillet 2014.

(5) IGAS, « L'hôpital », rapport 2012.

Si le diagnostic bénéficie d'un certain consensus, les remèdes sont plus complexes à administrer.

En effet, au-delà du constat chiffré et des avis d'experts, l'hôpital tient une place à part dans le débat public et les représentations collectives. Ses racines sont anciennes, mais les étapes décisives de son histoire sont très récentes. Sans retracer toute la généalogie de l'institution, rappelons quelques dates importantes de son évolution. Avant d'être un centre de soins, l'hôpital fut conçu par les chrétiens comme un espace de charité pour les pèlerins, les mendiants et les nécessiteux. Lieu d'hébergement ou d'enfermement, instrument de contrôle social et de salubrité dans l'Occident médiéval et à l'époque moderne, il ne prit que tardivement la forme que nous lui connaissons de nos jours. Jusqu'au début du XXe siècle, la médecine et le soin des malades étaient cantonnés au domicile des patients. La montée en puissance de l'hôpital et son changement de nature coïncident avec la naissance et le développement de l'État providence. Après une série de réformes relatives à l'assistance et l'assurance sociale de la décennie 1890 aux années 1920, c'est la loi du 21 décembre 1941 qui amorce la véritable étatisation de l'hôpital[(6)] : il n'est plus réservé aux seuls indigents et s'ouvre à l'ensemble de la société. « La mission de l'hôpital passe ainsi d'une logique de secours aux pauvres à celle d'assistance aux

(6) Cette loi importante, appelée « charte hospitalière », reste assez méconnue car elle fut mise en œuvre à l'époque de Vichy. Dans les faits, elle reprenait un décret-loi datant de la fin de la IIIe République.

malades[7].» Parallèlement, l'État renforce son contrôle sur les établissements, notamment *via* la nomination des directeurs par le préfet de département. À ce moment-là, l'« hospitalo-centrisme » n'est pas encore à l'ordre du jour, mais cela ne saurait tarder.

Avec l'apparition de la Sécurité sociale par l'ordonnance du 4 octobre 1945 émerge la figure de l'assuré social qui contribue au décollage de l'activité des hôpitaux. Dans un contexte de reconstruction du parc hospitalier, de progrès médicaux et d'innovations technologiques, les ordonnances de 1958, plus connues sous le nom de réforme Debré, voient quant à elles la naissance des Centres hospitaliers universitaires (CHU) et du temps plein médical. Ces derniers « [consacrent] l'hôpital comme centre de soins d'une médecine de qualité[8] » et en renforcent le rôle : les hôpitaux ne s'occupent plus seulement de traitement, ils assurent également la prévention et la réadaptation fonctionnelle. C'est un vrai progrès pour la société des années 1950-1960 et une réponse concrète aux attentes médicales des Français. Mais le problème que nous rencontrons actuellement se pose à partir de cette époque : « En donnant aux CHU le monopole de l'enseignement, l'ordonnance [érige] l'hôpital, producteur

---

(7) Conseil économique et social, « L'hôpital public en France : bilan et perspectives », rapport 2005.

(8) Marie-Jo Sourty-Le Guellec, « L'avenir de l'hôpital, quelles alternatives ? », Institut de recherche et documentation en économie de la santé (Irdes), 1997.

de normes et de connaissances, [en] centre omnipotent du système de santé publique[9]. »

Cette propension à l'hégémonie hospitalo-universitaire est accentuée par la loi du 31 décembre 1970. Défendue par le ministre Robert Boulin, elle institue une carte sanitaire, censée favoriser l'égalité d'accès aux soins, et un Service public hospitalier (SPH) auquel concourent à la fois les établissements publics et les structures privées. Les réformes suivantes n'ont pas corrigé le tir ou infléchi significativement ce grand mouvement « hospitalo-centrique ». Malgré la fin des Trente Glorieuses, les dysfonctionnements du système et la croissance de ses coûts, l'omnipotence de l'hôpital ne s'est jamais démentie.

À l'heure actuelle, cet « Hôpital-Providence[10] » apparaît comme un frein à la transformation du système de santé. D'une certaine manière, nous sommes prisonniers de l'hôpital, de son concept et de ses murs. C'est une sorte de tour d'ivoire, une forteresse désormais déconnectée des réalités de la société et des attentes du patient. En résumé, il n'est plus au service de la santé : il a outrepassé son objectif initial pour devenir une fin en soi et un monde clos. S'il fut un facteur de progrès, il est à présent un symbole d'immobilisme. Il a eu le mérite d'exister historiquement, il fut même une conquête sociale d'envergure et une traduction concrète des vertus de

---

(9) Jean-Paul Domin, « Les réseaux ville, hôpital : vers un nouveau mode de régulation de santé publique ? », CERAS-LAME, université de Reims Champagne-Ardenne, 2001.

(10) Christian Maillard, *Histoire de l'hôpital de 1940 à nos jours*, Dunod, 1986.

l'État providence. Mais le système très «hospitalo-centrique» est dépassé, à bout de souffle. Cet anachronisme s'inscrit d'ailleurs dans une tendance lourde qui ne fait que s'accélérer. L'évolution des pathologies, la transition épidémiologique, l'innovation thérapeutique, le changement culturel des médecins et des usagers, sans compter les nouvelles technologies de l'information et de la communication, poussent les professionnels du secteur à concevoir de nouveaux modèles de prise en charge des patients et une approche inédite de la maladie. *A contrario,* l'hôpital, tel qu'il subsiste aujourd'hui, semble inadapté pour répondre à ces défis.

Les barrières à la transformation : l'État omniprésent et l'égalitarisme

Nous l'avons vu, ce constat est partagé par la majorité des acteurs et des spécialistes de la santé. Pourtant, personne ne prend le problème à bras-le-corps, comme si la société n'était pas prête à réformer en profondeur l'hôpital. Comment expliquer cette réticence? Si les facteurs sont multiples, certaines spécificités culturelles françaises sont prépondérantes : la mystique de l'État et la passion de l'égalité freinent toute velléité de transformation dans certains secteurs. L'Éducation nationale et l'hôpital figurent parmi ces «vaches sacrées» auxquelles il est très difficile de toucher. Y toucher, c'est heurter ce que la culture française a de plus profond. Ces institutions, qui représentent encore dans l'esprit collectif les fleurons de l'excellence hexagonale, sont devenues des totems que l'on révère pieusement et au sujet desquels les tabous se sont accumulés. À cet égard, l'hôpital ressemble à une cathédrale laïque, manifestation de l'État dans sa toute-puissance... et son impuissance. Quelles que soient leurs catégories socioprofessionnelles ou leurs orientations politiques, les Français défendent leur hôpital comme ils chérissaient l'église de leur village au XIXe siècle. Paradoxalement, la laïcisation et l'étatisation de l'hôpital semblent avoir contribué à sa sacralisation. Le fameux « esprit de clocher » renaît sous une forme inattendue.

Quand les gens s'opposent à la fermeture d'un établissement de soins dans une bourgade, ils défendent surtout un concept, une abstraction ou un idéal : ils vivent cela comme une attaque directe contre le principe d'égalité d'accès aux soins et une remise en cause du service public hospitalier. Quand bien même ces personnes ne fréquentent pas l'établissement en question ou déplorent la qualité du service fourni, ils s'y accrochent bec et ongles. Pourtant, nombre de fermetures vont dans le sens d'une amélioration de la prise en charge des patients. Dans le rapport où il préconisait la suppression de 113 blocs chirurgicaux, le professeur Guy Vallancien notait déjà que « dans un domaine où le verbe et la passion l'emportent souvent sur la réalité, seuls les faits objectifs sont à même d'orienter durablement une politique de santé publique reposant sur la réponse à la question suivante : la sécurité, la qualité et la continuité des soins chirurgicaux existent-elles et peuvent-elles être maintenues dans la totalité des petits hôpitaux publics?[11]».

Or cette interrogation essentielle est souvent évacuée au profit de considérations électoralistes. Certains politiques ont une responsabilité directe dans cet état de fait : ils se trompent de combat lorsqu'ils font de la lutte contre la fermeture d'un hôpital un argument de campagne. Car ce n'est pas l'hôpital ou la structure qu'il faut défendre, mais le patient et l'individu. «L'hôpital ne saurait être le "grand œuvre" ou l'otage de quiconque : il est le lieu où l'on soigne nos concitoyens», affirmait en 2012 le chef de l'IGAS, Pierre Boissier.

Cette évidence, trop souvent occultée, doit évidemment être rappelée. Mais disons-le, il faut aller plus loin et changer de prisme : la maladie, c'est l'affaire de l'individu, de sa famille et de ses proches. Pendant trop longtemps, nous avons considéré que la prise en charge d'un patient était un problème collectif et que l'État devait s'en charger. Nul ne souhaite remettre en cause le sacro-saint principe de solidarité; chacun y demeure très attaché et en admire les vertus. Encore aujourd'hui, cette solidarité chère à la France est une valeur défendue à juste titre. Mais le fait d'être tous égaux devant la maladie ne signifie pas qu'il faille oublier que chacun d'entre nous est différent, avec une trajectoire ou une histoire singulière et des réactions distinctes face à une pathologie. Tout le monde peut légitimement aspirer à un traitement différencié,

---

(11) Guy Vallancien, «L'évaluation de la sécurité, de la qualité et de la continuité des soins chirurgicaux dans les petits hôpitaux publics», rapport d'avril 2006.

des thérapies et un parcours de soins personnalisés. La maladie est d'abord le problème du patient, pas celui de l'État : elle concerne avant tout l'individu et son intimité. Il ne saurait être question de solutions globales, appliquées à tous, sans distinction et sans discernement.

Dès lors, il est nécessaire de rompre avec une croyance fortement ancrée dans les esprits : non, l'État ne peut pas tout, il ne peut pas nous promettre une guérison, encore moins se mettre à notre place dans le lit hospitalier. Son rôle consiste à garantir l'accès aux soins, les conditions d'exercice d'une médecine de qualité et la surveillance du processus de santé. Il est là pour fixer les règles, pas pour administrer. Le problème se situe dans ce particularisme français : avec un État régulateur et offreur de soins, donc juge et partie, la confusion des genres est totale; elle joue directement contre les intérêts du patient. Cette partialité de l'État est source de conflits d'intérêts. Une séparation des rôles dévolus à la puissance publique est indispensable pour transformer le système de santé et la vision que nous nous en faisons.

Passer de la gestion des moyens à la gestion des patients

En effet, cette mainmise de l'État focalise l'attention des acteurs sur des objectifs comme la soutenabilité et l'accessibilité financières. Dans une période de crise économique, de surcapacité hospitalière et de dette des hôpitaux, l'administration concentre actuellement ses efforts, à tous les échelons territoriaux, sur la réduction des déficits des établissements de santé. C'est notamment ce que l'on demande aux Agences régionales de santé (ARS), qui assument une foule de missions contradictoires. Ces préoccupations ne sont pas illégitimes, loin de là, mais elles nous éloignent du véritable enjeu : la qualité ressentie par le patient. Il s'agit du problème fondamental. En effet, lorsque nous parlons de gestion d'un hôpital, nous pensons en termes de lits, de blocs opératoires, d'organisation médicale et de personnels soignants. En somme, nous nous focalisons sur la gestion des moyens mis au service du patient. Le patient, lui, n'est plus qu'un objectif indirect des «gestionnaires», alors qu'il devrait être la priorité de toute l'organisation. La structuration actuelle du système de santé brouille cet impératif. Une nouvelle conquête sociale est pourtant possible : l'affranchissement du patient et la fin d'une forme de servitude hospitalière à laquelle nous avons volontairement consenti.

Si aucun indicateur précis ne permet actuellement de mesurer l'insatisfaction des patients français, certains ouvrages donnent un aperçu très net de l'urgence de la situation. Dans *L'Hôpital. Un monde sans pitié,* Claire Compagnon et Thomas Sannié livrent une série de témoignages sans concession sur la réalité hospitalière au XXIe siècle. Les deux auteurs savent de quoi ils parlent : impliquée dans la création des États généraux des malades du cancer en 1998, Claire Compagnon fut également directrice du développement de la Ligue nationale contre le cancer et directrice générale adjointe de l'association Aides. Quant à Thomas Sannié, il fait partie du conseil de surveillance de l'Assistance publique-Hôpitaux de Paris (AP-HP) et œuvre à une transformation des relations entre soignants et soignés.

Leur constat est implacable : « L'humanité du monde soignant fait face à sa vérité : l'excellence côtoie l'incurie, l'empathie voisine avec l'indifférence, l'extraordinaire rejoint l'inacceptable[12]. » Les auteurs refusent d'invoquer le manque de moyens[13] comme explication à ce phénomène et comparent l'admission des patients à l'hôpital à « l'entrée en une terre étrangère dont ils ne parlent pas la langue et ignorent les usages ». Au rang des motifs de récriminations des usagers, sont régulièrement pointés du doigt les conditions d'accueil, l'absence d'échanges humains ou d'accompagnement et le manque d'information. « Il est temps que l'hôpital s'ouvre vraiment aux usagers. Leurs constats ne sont pas pris en compte et ça suffit », relèvent enfin les auteurs. Quiconque a déjà été confronté à l'hospitalisation, personnellement ou par l'intermédiaire de ses proches, ne peut que souscrire à cet appel. L'autocritique de tous les professionnels du secteur, managers compris, est indispensable pour résoudre cette problématique.

Mais la remise en cause est d'autant plus difficile que nous sommes convaincus de l'excellence de notre système de santé et de la reconnaissance internationale dont il bénéficie. Il ne

---

(12) Claire Compagnon et Thomas Sannié, *L'Hôpital. Un monde sans pitié*, L'Éditeur, 2012.

(13) *Lepoint.fr*, 18 septembre 2012, « La qualité des soins à l'hôpital est imprévisible ».

s'agit pas de dire que tout cela est faux, mais de nuancer une certitude qui nous empêche d'identifier les vraies pistes d'amélioration.

Le passé d'une illusion : le meilleur système de santé au monde

Depuis de nombreuses années, nous estimons que la qualité des soins en France est la meilleure au monde, sans nous interroger sur les limites de notre système de santé et les pesanteurs qui l'affectent. Quand je suis arrivé dans le secteur de la santé, en 2001, l'Organisation mondiale de la santé (OMS) venait de publier, un an plus tôt, son fameux rapport affirmant que le système de santé français occupait le premier rang mondial[14]. Au lieu de donner à notre pays un nouvel élan, cette publication s'est transformée en prétexte à l'inertie. Elle entretient toujours certaines illusions et une forme de nombrilisme, comme lorsque la France se vante d'avoir inspiré l'*Obamacare*. Pour revenir à la validité de ce classement, il faut préciser que l'Italie campait à la deuxième position. Un Transalpin connaissant suffisamment les dysfonctionnements du système de santé italien ne pouvait qu'être dubitatif quant aux conclusions de ce rapport et en interroger les critères. Quel thermomètre avait bien pu être utilisé? En fait, ce classement surévaluait l'importance du rapport entre accessibilité et qualité. À ce titre, la France

(14) OMS, «Rapport sur la santé dans le monde 2000. Pour un système de santé plus performant», 2000.

mérite bel et bien de figurer en haut du palmarès : le reste à charge pour les patients est très faible (8 % contre 20 % dans le reste des pays de l'OCDE) alors qu'ils bénéficient d'une technologie de pointe et du savoir-faire indéniable des médecins français. Le souci, c'est que certains indicateurs, comme le rapport entre la qualité et les coûts, l'efficience globale du système, étaient en partie mésestimés. Ils le sont toujours : si l'on optait pour une telle méthode d'évaluation, la France figurerait sans doute parmi les plus mauvais élèves. Les dépenses de couverture de santé représentent 11,6 % du PIB, contre 9 % dans les autres pays, ce qui nous classe à la troisième place derrière les États-Unis et les Pays-Bas[15]. La gratuité nous est si chère qu'elle nous empêche de penser au reste !

Et le reste, c'est la qualité de la prise en charge. Sans remettre en cause l'excellence de soins française, un classement plus récent de l'OCDE, le *Panorama de la santé 2013*, plaçait la France en très mauvaise position, juste derrière l'Australie et la Slovénie, pour certaines complications chirurgicales comme l'embolie pulmonaire et la thrombose veineuse profonde postopératoire. De même, pour les septicémies postopératoires ou les corps étrangers laissés dans l'organisme durant l'opération, le nombre de cas est supérieur à la moyenne de l'OCDE.

(15) Source : OCDE, *Panorama de la santé 2013 : les indicateurs de l'OCDE*.

Par ailleurs, il ne faut pas croire que les autres pays entretiennent des sentiments différents des nôtres : eux aussi sont très fiers de leur système. La France n'est pas la seule nation à croire que son système est supérieur aux autres ou à défendre son hôpital. Une scène a sûrement frappé l'attention des téléspectateurs lors de la cérémonie d'ouverture des jeux Olympiques de Londres, en juillet 2012. Nous gardons tous en mémoire le saut en parachute fictif de la reine Elizabeth II avec James Bond ou encore l'interprétation de *Hey Jude* par Paul McCartney. Mais un moment beaucoup plus symbolique s'est glissé dans le spectacle concocté par le réalisateur Danny Boyle : un hommage au National Health Service (NHS), le service de santé publique britannique, et au Great Ormond Street Hospital. Lumières bleutées et musique de Mike Oldfield : la chorégraphie mêle lits d'hôpitaux, personnels médicaux, patients et enfants, dans un tableau aussi inattendu que réussi. Imaginer la même chose en France, avec l'assurance maladie, l'AP-HP ou tout autre acteur de la santé, semble totalement inconcevable.

Bien que très critiques à l'égard du NHS, les Britanniques sont très attachés à cette institution née en 1948, sous l'influence des travaux de William Beveridge, père spirituel du *Welfare State*. En France, nous raillons souvent la médiocrité du système de santé britannique. Nous ne mesurons pas à quel point il a évolué depuis le début des années 2000. Notre vision est restée bloquée à l'ère Thatcher, alors que la Grande-Bretagne mérite une certaine admiration. Il y a une vingtaine d'années, leur système était tellement délabré que les Britanniques venaient se faire soigner en France : listes d'attente à rallonge et établissements hospitaliers de piètre facture ne faisaient guère honneur aux Anglais. Aujourd'hui, ce n'est plus le cas. Le niveau d'investissement a été réévalué, le système a été rendu plus accessible et le service aux patients est devenu de bien meilleure qualité. Cela a été obtenu en dépassant les clivages idéologiques public-privé : une grande partie de ces résultats découle de la contractualisation avec des acteurs privés, afin d'ouvrir et de faire évoluer le système; les Britanniques ont également modifié le statut des hôpitaux publics en les transformant en acteurs autonomes, les *Foundation Trusts*. Il n'est pas question de céder à une vision idyllique, mais force est de constater que leur système de santé a su s'adapter et s'attaquer aux problèmes de fond.

J'ai d'ailleurs reçu une délégation de la NHS. Ses méthodes sont en phase avec les évolutions du monde : ses représentants font le tour de l'Europe pour s'inspirer des meilleures pratiques en interrogeant les principaux acteurs de la santé, publics et privés. Ils acceptent de trouver les solutions ailleurs que dans leur propre pays et nourrissent leurs réformes des expériences d'autrui. La remise en cause de soi ne les effraie pas, elle s'inscrit dans une démarche naturelle et pragmatique.

Un symptôme du malaise : le déclin de l'attractivité française

Chez nous, certaines certitudes ont encore la vie dure. Contrairement à une idée reçue, la France n'est pas la première destination d'accueil des patients étrangers. Une étude publiée en 2012 met le doigt sur une nouvelle exception française : «La France tient un rôle à part dans le domaine du tourisme médical. Elle n'est jamais, ou presque, identifiée comme une destination de tourisme médical. Ainsi, elle n'apparaît pas ou peu dans les offres des courtiers et ne figure pas dans les destinations référencées. La France est pourtant un prestataire historique en matière d'accueil des patients étrangers[16].»

Soyons clairs, l'attractivité de la France en termes de tourisme médical ne peut pas constituer un objectif en soi. Les patients français doivent rester notre priorité. Mais cet indicateur a le mérite de souligner deux phénomènes. D'abord, le rattrapage des autres pays européens : nous en parlions au sujet du Royaume-Uni, mais l'exemple vaut aussi pour l'Italie et d'autres nations. Comparativement aux années 1980 ou 1990, et compte tenu de la modernisation de leurs structures de prise en charge, les Européens viennent moins qu'avant se faire soigner en France. De plus, le business du *travel for treatment* connaît un véritable boom mondial qui

---

(16) Aïssa Khelifa, «Mondialisation des soins et tourisme médical», étude pour l'institut Montparnasse, 2013.

dépasse largement les frontières de l'Europe[17] : autour de nous, beaucoup de peuples, autrefois dits du tiers-monde, vivent l'équivalent des Trente Glorieuses de la France. La naissance de classes moyennes dans ces pays, qui ne disposent pas d'infrastructures de santé élaborées, contribue au développement du tourisme médical. Les gens voyagent pour se faire soigner et notre pays est, pour le moment, totalement passé à côté de cette évolution. Lenteurs administratives, délais d'attente parfois interminables, information lacunaire, difficultés à personnaliser le service proposé : autant de défauts qui minent notre attractivité. La complexité pour se faire soigner, qui vire parfois au parcours du combattant, ne correspond pas aux attentes de cette clientèle étrangère. Bien que nous entretenions des liens historiques, culturels et linguistiques avec beaucoup de pays émergents, nous sommes largement surclassés par des nations européennes comme l'Allemagne et la Belgique, voire par de nouveaux acteurs comme la Turquie, qui est en passe de devenir la plateforme d'accueil des patients des pays voisins.

Ainsi, cette attractivité perdue peut-elle nous conduire à penser que nous possédons toujours le meilleur système au monde? En fait, comme le soutient Aïssa Khelifa, consultant et enseignant en économie de la santé, certains «biais nous empêchent de percevoir un réel mouvement de fond, transformant de manière radicale l'approche historique d'un

---

(17) Il pourrait générer, selon le cabinet de conseil KPMG, 130 milliards d'euros dans le monde en 2015. Source : *lexpress.fr*, 29 avril 2012, «Le tourisme médical attise l'appétit de plus en plus de pays».

patient en asymétrie d'information. La mue du patient en un consommateur de soins est le moteur du tourisme médical, qui génère un marché de plusieurs milliards de dollars, sur lequel notre pays ne s'est jamais véritablement positionné de manière stratégique». C'est cette transformation du patient en client, et du secteur de la santé en un marché de services comme les autres, que nous avons du mal à concevoir. Si nous en sommes arrivés à une forme de déclassement ou de perte d'attractivité, c'est notamment parce que nous sommes réticents à embrasser cette nouvelle perspective et à changer de regard.

Chapitre II

Un nouveau regard, le patient, un client comme les autres

Dire «client» au lieu de «patient» n'est pas un effet de mode ou une façon de sous-entendre que l'on veut privatiser la santé. C'est s'attaquer à un problème de fond et proposer un renversement de perspective. À l'heure actuelle, appliquer une logique de service à la santé relève de la gageure. Aux réticences des professionnels du secteur s'ajoute une perception négative de la notion de service propre à la culture française. Le paradoxe est saisissant car notre pays compte dans ses rangs de véritables champions mondiaux de l'hôtellerie-restauration, des services aux particuliers et entreprises, du tourisme. Accor, Sodexo ou Elior constituent de parfaits modèles de cette réussite et des atouts dont nous disposons. Dans des domaines d'activité où la satisfaction des clients est une exigence quotidienne, au cœur des métiers, ces groupes font preuve d'un savoir-faire reconnu et plébiscité à l'international.

Comment expliquer ce décalage? Là encore, nous sommes tributaires de nos représentations historiques. Depuis la

Révolution française, la notion de service semble renvoyer à l'assujettissement au seigneur et aux vestiges inégalitaires de la société de l'Ancien Régime. Au fond, du service à « l'attitude servile », il n'y aurait qu'un pas. La célèbre maxime selon laquelle « le client est roi » nous est, dans une large mesure, étrangère. Pourtant, « être au service de ses clients, ce n'est pas devenir leurs esclaves, bien au contraire ». C'est ce qu'a très bien compris une entreprise comme Starbucks dont le fondateur expliquait : « *We're in the people business serving coffee, not the coffee business serving people.* » Cette devise peut être traduite par : « Notre métier, c'est avant tout de servir les gens en leur offrant du café, pas de faire du café et de servir les gens.[1] » La satisfaction du client au premier chef ! La culture du service comme devise ! La France, célèbre pour l'amabilité fluctuante de ses garçons de café, a encore du chemin à parcourir. Le cliché peut faire sourire, mais il comporte une part de vérité embarrassante.

Patient ou client : dépasser la querelle sémantique

Une récente étude menée par l'Académie du service[2] confirme notre relation complexe et houleuse à l'univers des services. Si sept Français sur dix[3] sont satisfaits des services

---

(1) Ces réflexions sont inspirées d'un article éclairant publié sur le blog de Laurent Hausermann. *www.laurenthausermann.com*, 4 février 2013, « La culture d'un service client exceptionnel, une des clefs du succès ! ».

(2) Académie du service, « Les Français et les services », octobre 2013.

(3) Ce chiffre mérite cependant d'être relativisé : seulement 5 % des personnes interrogées se disent « très satisfaites », ce qui laisse une marge de progression très nette.

rendus par les entreprises, ils sont 57 % à considérer que leur qualité s'est dégradée au cours des trois dernières années. Et 54 % estiment que leurs concitoyens n'ont pas la culture du service. Cette réalité est d'autant plus criante dans le domaine de la santé[4]. Quand on parle d'hôpital, il est impossible de parler *stricto sensu* de service. Quand on parle de patient, il est inenvisageable de transposer la logique de satisfaction de la clientèle. En général, les craintes ne manquent pas de resurgir dès que l'on évoque le mot «client». Chez Générale de Santé (GDS), premier réseau de cliniques privées en France, nous avons créé une direction du marketing et de la relation patient. Ailleurs, nous l'aurions appelée direction de la relation client.

Mais dans notre secteur, le mot «client» choque toujours. Ceux qui se risquent à l'employer le chuchotent ou le prononcent du bout des lèvres. Les raisons de ce malaise sont assez évidentes : dire «client», cela conduit tout de suite à penser à l'argent. «L'argent, ah! Maudite engeance, fléau des humains», écrivait déjà Sophocle dans *Antigone*. Rien n'a tellement changé. Marchandisation de la santé, médecine à deux vitesses et démantèlement de l'État providence sont autant de fléaux ou de fantasmes associés aux mots «argent» et «client». Il faudrait pourtant casser cette relation malsaine d'équivalence entre les deux termes.

---

(4) Pour les services de santé, 76 % des personnes interrogées soulignent la compétence des professionnels, mais 58 % seulement estiment qu'ils «cherchent en permanence à s'adapter aux souhaits des clients», et 57 % qu'ils «prêtent une forte attention [à leurs] réclamations et avis».

L'étymologie du mot « client » (du latin *cliens*, « client », « vassal », « protégé ») apporte un premier éclairage. Dans la Rome antique, le client n'a rien d'un acheteur : c'est un plébéien au service d'un *patronus* (protecteur, défenseur), le plus souvent un riche citoyen. Par exemple, César et Pompée avaient une clientèle composée d'hommes de main affidés, indispensables à leur ascension politique et au maintien de leur influence dans la cité. En contrepartie, ils leurs fournissaient des vivres et une protection. Cet échange de services était caractéristique de ce que nous appelons le clientélisme. Il reposait toutefois sur deux notions essentielles que l'on retrouve toujours dans le cadre de la relation client et auxquelles la santé peut s'identifier : la fidélité et la confiance. Par glissement sémantique, le terme a fini par désigner la clientèle des professions libérales, notamment celle des médecins. Et c'est au XIXe siècle qu'il acquiert le sens plus actuel de « personne qui achète[(5)] ». Au cours des années 1990, le terme devient un enjeu de différenciation pour les spécialistes du marketing avec l'émergence du *Customer Relationship Management* (CRM)[(6)] : il s'agit de mieux cerner les habitudes et les désirs des consommateurs afin d'imaginer des offres sur mesure.

Dès lors, il est nécessaire de se poser les bonnes questions : qu'entend-on vraiment par client ? Est-ce celui qui paye ? La réponse est non, car avant de payer, le client consomme un

---

(5) *Le Nouveau Petit Robert. Dictionnaire alphabétique et analogique de la langue française*, Dictionnaires Le Robert, 1994.

(6) En France, nous utilisons le terme de gestion de la relation client (GRC).

service ou choisit un produit. Ensuite, il verse de l'argent. Ce qu'il achète, c'est une satisfaction, la réponse à un besoin, à une attente ou à un manque identifiés au préalable. Tel devrait être le raisonnement appliqué pour les services médicaux. Considérer le patient comme un client, c'est intégrer cet impératif de satisfaction et de personnalisation du service; c'est aussi favoriser une relation de confiance et de fidélité entre les usagers et les professionnels de santé. Cette approche n'exclut nullement la préservation de la solidarité et de l'accessibilité.

Santé et concurrence : une alchimie impossible?

La notion de service a aussi tendance à être évacuée du domaine de la santé car notre marché n'est ni concurrentiel ni libre, à la différence d'autres pans de l'économie française. Schématiquement, nous pouvons distinguer trois types de marchés dans le monde des services. De nombreux secteurs, comme l'hôtellerie-restauration, doivent respecter des normes mais jouissent d'une vraie liberté pour fixer leurs prix et élaborer l'offre à destination de leurs clients. À l'inverse, la santé évolue dans un marché très encadré où les marges de manœuvre demeurent ténues : le métier est réglementé, les prix fixés et le produit très spécifique; les limites à la différenciation sont plus fortes qu'ailleurs. Enfin, certains marchés se libéralisent progressivement : c'est le cas des anciens monopoles d'État, tels l'énergie et les transports, qui s'ouvrent à la concurrence sous l'effet de l'Union européenne. Ils se sont convertis à la culture du service et ont revu leur modèle grâce à cette évolution.

Alors que cette libéralisation est censée favoriser une baisse des prix et une amélioration du service, nous avons tendance à considérer que la concurrence ne fonctionne pas dans notre secteur. Nous pensons qu'elle n'a pas les mêmes bienfaits qu'ailleurs. Il y a des raisons objectives à cela. D'abord, la santé est un milieu d'initiés où l'identité de chaque corporation reste très forte. Le sentiment d'être différent des autres existe aussi bien dans le corps médical et chez les personnels soignants que chez les directeurs d'hôpital et les technocrates. De plus, dans notre domaine, la concurrence est une concurrence à somme nulle, synonyme de transferts de gains et de péréquation. Dans le système actuel, l'efficience d'un établissement finance l'inefficience d'un autre.

Ce phénomène a déjà été observé par Michael Porter et Elizabeth Olmsted Teisberg dans un ouvrage fondateur qui a inspiré les managers du monde entier[7]. Par exemple, «le problème fondamental du système de soins américain est que la structure du système de soins elle-même est brisée... et cette structure est brisée parce que la concurrence est brisée... Les participants sont en concurrence pour transférer les coûts sur leurs voisins, pour accumuler du pouvoir de

(7) Michael Porter, Elizabeth Olmsted Teisberg, *Redifining healthcare: creating value-based competition on results*, Harvard Business Review Press, 2006. Leurs travaux sont cités par Étienne Grass dans son article «Comment réinventer la concurrence dans le système de soins», *Sociétal*, 2008.

négociation ou pour restreindre les services disponibles. Ce type de concurrence n'est pas créateur de valeur, mais il érode la qualité, réduit l'efficience, génère des surcapacités, fait exploser les coûts administratifs, entre autres effets notables». Les ressemblances avec la situation française n'ont rien de fortuit. Pour que concurrence et différenciation génèrent des effets positifs, il faut adopter un nouveau paradigme et diriger la concurrence vers un objectif : «produire de la valeur pour les patients» et «[les] conduire [...] vers les acteurs du système qui sont vraiment excellents». Cette valeur pour les patients correspond au meilleur niveau de résultats cliniques *(clinical outcomes),* obtenu au meilleur coût et suivi sur le long terme, en aval de la prise en charge.

Si l'on veut tendre vers ce type de modèle, une première étape consiste à réorienter le système de santé vers la demande. Autrefois, les transports ferroviaires, aériens et les télécommunications étaient structurés autour de l'offre. La mise en concurrence a radicalement transformé leur rapport aux consommateurs : ces anciens monopoles publics ont intégré la demande et la satisfaction des clients; ils ont revu la typologie de leurs services et de leurs prix. En résumé, ils se sont posé les bonnes questions. Pour l'instant, dans la santé, nous refusons le débat ou nous évacuons le problème : notre métier est obsédé par l'offre, son développement, sa répartition, son financement et son accessibilité. C'est pour cette raison que toute la chaîne de valeur est organisée autour des offreurs, et pas autour du patient.

Or nous constatons que cette offre est surcapacitaire et mal adaptée. Le seul moyen de la réformer, c'est d'imaginer que la santé est une industrie de services comme les autres, capable d'exister et de fixer ses prix sur la base des attentes du client. Quant à la concurrence, elle n'est pas seulement une condition nécessaire pour gagner plus d'argent ou pour en perdre moins; elle ne renvoie pas seulement à un débat idéologique entre le secteur public et le secteur privé, encore moins à un choc frontal entre conceptions libérale et étatiste du monde. La concurrence est avant tout un gage de qualité et d'efficience. À l'heure où les patients et la société évoluent dans un sens opposé à celui de la structure hospitalière, il est impératif de promouvoir une saine émulation entre acteurs et de réinventer l'offre de santé.

Évolution des patients et société de l'immédiateté

Certaines mutations des dernières décennies nous obligent en effet à repenser nos métiers et le monde de la santé. Les patients ne sont plus les mêmes qu'à l'époque des ordonnances Debré. Quant à la société, elle a été bouleversée par l'apparition d'Internet et des nouvelles technologies : nos modes de consommation ont été révolutionnés et notre rapport au temps et à l'espace s'est métamorphosé.

Désormais, les patients sont plus âgés, plus fragiles et les problématiques les concernant ne sont pas toutes en relation directe avec la santé ; les dimensions sociales et psychologiques occupent une place grandissante dans le parcours de soins. Un facteur décisif concerne le développement des pathologies chroniques et des affections de longue durée (ALD), remboursées à 100 % et à l'origine de 90 % de la croissance des dépenses de santé. L'impact financier d'une telle évolution est préoccupant, mais ce n'est pas le seul enjeu. Les gens vivent de plus en plus longtemps avec la maladie : nous sommes passés d'un système dans lequel nous étions patients un jour ou occasionnellement, à un système où nous sommes patients tout au long de notre vie. À une époque, nous allions beaucoup moins à l'hôpital. Ce dernier n'intervenait qu'à un instant *t*. Or la fréquentation au cours de l'existence n'a fait qu'augmenter, et cette tendance n'est pas prête de s'inverser, bien au contraire. Les contacts entre le patient et l'hôpital sont de plus en plus réguliers.

Avec le développement de ces pathologies chroniques qui touchent 15 millions de Français, nous avons besoin d'un suivi plus long et plus intense. La structure même de la prise en charge des soins évolue sous l'effet de cette transformation des patients. À cet égard, le discours des neurologues et des psychiatres avec lesquels je m'entretiens régulièrement est évocateur. Lorsque l'on discute avec eux, ils ne disent pas qu'ils soignent les patients, mais qu'ils s'occupent d'eux. Ces professionnels soulèvent une question capitale : demain, le système sera-t-il là pour soigner ou pour accompagner les malades? Dans l'article qu'il consacre aux travaux de Michael Porter, Étienne Grass précise que « le système de soins ne doit plus être centré sur les prises en charge des soins aigus, mais se tourner vers le suivi au long cours des maladies chroniques. La mission des acteurs du système de soins ne doit plus être de traiter des malades mais de maintenir en bonne santé les patients». Cette approche très différente augure une relation renouvelée aux patients.

Plus profondément, les mentalités collectives et les comportements individuels n'ont plus rien de comparable avec la société des Trente Glorieuses, ou même avec celle des années 1990. Nos habitudes de consommation ont été bouleversées par d'autres univers de services, par les portables et par Internet. Nous voulons tout, tout de suite. Nous sommes soumis à ce que Gilles Finchelstein appelle «la dictature de l'urgence[8]». Le monde d'aujourd'hui se caractérise par l'immédiateté : le facteur temps s'accélère et notre rapport à la temporalité est entraîné dans cette spirale parfois inquiétante. Nous exigeons que nos attentes soient immédiatement comblées et divers professionnels surfent sur cette satisfaction instantanée des besoins. Amazon a très bien intégré cette logique avec l'idée d'un achat en un clic, sans avoir besoin de réfléchir; Lastminute.com avait d'ailleurs initié ce mouvement en 1998 pour ses offres de voyage. Et actuellement, la concurrence entre les acteurs de l'e-commerce et du Web porte sur la rapidité de livraison pour satisfaire les besoins de clients qui refusent d'attendre[9] : «Google, eBay, Amazon et Uber expérimentent [ainsi] des services de

---

(8) Gilles Finchelstein, *La Dictature de l'urgence*, Fayard, 2011.
(9) *Lesechos.fr*, 20 octobre 2014, «Amazon bouscule les géants de la livraison».

livraison le jour même[10]. » Parallèlement, tous ces leaders des nouvelles technologies dessinent un horizon inédit grâce à des techniques de marketing innovantes.

De la société de l'immédiateté, nous glissons vers la société de l'anticipation : le besoin des clients est devancé; il est créé avant même qu'il ne naisse dans l'esprit du consommateur. L'iPhone est emblématique de ce tournant : le client a besoin d'un téléphone, mais on lui promet autre chose, une expérience individuelle et sociale inédite. Les smartphones (littéralement des téléphones intelligents) ne sont plus seulement des outils de communication, ils sont censés savoir mieux que nous ce que nous désirons. Deezer, avec sa fonction Flow, par exemple, a imaginé un outil de prescription et de profilage du client : sur la base des chansons écoutées par l'utilisateur, l'application propose des morceaux similaires, en adéquation avec les goûts de la personne. Dans ce contexte, le rapport aux services a été totalement remis à plat. Avec Internet et le Web 2.0, les services viennent directement à nous, alors qu'autrefois nous allions les chercher.

L'hôpital et la santé restent très éloignés de cette double problématique : ni les évolutions du patient ni les exigences de la société n'ont été réellement prises en considération. Une forme de repli sur soi s'est même produite, alors que les métiers et la structure auraient tout intérêt à entamer leur mue. Le constat vaut également pour les cliniques privées

(10) *Lesechos.fr*, 20 octobre 2014, « À New York, la concurrence fait rage pour livrer les colis au plus vite ».

et leur modèle économique : historiquement, notre métier consiste à mettre des moyens à disposition des médecins pour soigner leurs patients. Il s'agit de fournir les plateaux techniques (blocs opératoires, matériel, etc.), l'hébergement et d'organiser les moyens humains pour les besoins de celui qui doit s'occuper de soigner son patient : le praticien. Il existe une forte segmentation entre l'hôpital au service du médecin et le médecin au service du patient. Cette séparation entre le B2B et le B2C[11] n'est plus en phase avec les réalités de notre époque. Elle ne permet pas de promouvoir la qualité de la prise en charge médicale et la culture du service, alors même qu'une nouvelle donne s'impose à nous : le client d'un hôpital ou d'une clinique, ce n'est pas le médecin, c'est avant tout le patient.

Le pouvoir accru du patient-client : à la recherche de nouveaux droits

Lorsque nous aurons accepté cela, nous aurons franchi un pas décisif : le patient pourra enfin être « au cœur du système » et tenir les rênes du pouvoir. Cette redistribution des cartes ne pourra qu'être accompagnée et favorisée par les médecins. En effet, ils sont les premiers à subir le changement de rapport entre soignants et soignés qui s'opère actuellement. À l'origine, la relation qu'ils entretenaient avec les patients

(11) « *Business to Business* » et « *Business to Consumer* » : les deux abréviations renvoient respectivement aux relations qu'entretient une entreprise avec les professionnels et à celles qu'elle noue directement avec ses consommateurs.

était placée sous le signe de la dépendance. Notre imaginaire mettait également le médecin sur un piédestal : à l'instar du prêtre ou de l'instituteur, c'était un notable du village, une figure d'autorité et de savoir dont nous suivions aveuglément les préceptes. La parole et le ressenti du patient étaient écartés d'un revers de main. «La compétence scientifique, le prestige social du médecin et la forte hiérarchisation des relations, à l'hôpital, entre le corps médical et le corps soignant, restreint au corps infirmier, [participaient] du désintérêt pour l'expérience du malade, déléguée à la compassion des infirmières[12].» Cette situation reposait notamment sur l'asymétrie totale de l'information entre le patient et le thérapeute : d'un côté le profane, de l'autre l'érudit. Molière l'avait déjà parfaitement montré dans ses pièces, en raillant l'obscur jargon des médecins de son temps.

Ce «modèle paternaliste» a vécu. Il laisse peu à peu la place à un «modèle délibératif» : l'écoute et la subjectivité du patient deviennent prépondérantes. Au milieu du XXe siècle, les travaux du philosophe Georges Canguilhem ont souligné cette nécessité. Dans son *Essai sur quelques problèmes concernant le normal et le pathologique*[13], il s'élevait contre une conception trop théorique et dépersonnalisée de la médecine, dans laquelle la maladie restait le sujet principal d'étude, au détriment du malade. Il souhaitait inscrire la parole du patient au cœur de la démarche thérapeutique.

---

(12) Céline Lefève, «La philosophie du soin», *La Matière et l'Esprit*, Université de Mons-Hainaut, avril 2006.

(13) L'ouvrage, paru en 1943, est désormais publié sous le titre *Le Normal et le Pathologique*, PUF/Quadrige, 2013.

C'est en partie le cas de nos jours, mais la refonte de la relation reste inachevée. Avec des médecins de plus en plus spécialisés, beaucoup de patients se plaignent du fait qu'on leur pose de moins en moins de questions. Ce ressenti est le résultat d'un double phénomène : un patient qui s'affirme, et des praticiens qui se retranchent parfois derrière leur position. Bien que les premiers n'aient peut-être pas les bons mots pour s'exprimer, rien ne justifie d'évacuer leur parole. Il faudrait partir du principe simple que personne ne se connaît mieux que soi-même. Dans le même ordre d'idées, combien d'entre nous n'ont pas entendu la réponse type «c'est normal» après avoir dit «docteur, j'ai mal»? Or ce n'est pas normal. Pire, ce type de phrases toutes faites ne rassure en rien le malade. Pour instaurer une relation d'échange et de confiance, il convient de mieux appréhender les inquiétudes et les questionnements légitimes des patients, d'autant que l'absence de réponses à leurs inquiétudes les pousse à chercher ailleurs, sur Internet, des renseignements sur leur condition.

Nous reviendrons plus en détail sur l'émergence d'un patient 2.0[14]. Néanmoins, posons que ce rééquilibrage de l'information au profit du patient ne se fait pas sans heurts. Cela remet en cause l'expertise et la supposée toute-puissance du médecin. Ajoutons qu'une crise de confiance affecte le corps médical. Généralistes et spécialistes ont fait plus de dix ans d'études, travaillent souvent dans des

(14) *Cf.* chapitre IV.

conditions pénibles et sont le réceptacle d'autres maux de la société française. La difficulté de leur métier et les tensions actuelles expliquent souvent leurs réticences à réinterroger leur pratique. Cependant, nous devons les convaincre qu'ils ont tout à gagner d'un renforcement des prérogatives du patient et d'une confiance retrouvée dans la relation soignant-soigné.

La construction progressive d'un droit des patients va également dans le sens d'un transfert de pouvoir en faveur des usagers. Il demeure toutefois limité en France, malgré les apports de la loi du 4 mars 2002 relative aux droits des malades et la qualité du système de santé[15]. Une étude menée par TNS Sofres en 2011[16] révèle que «très peu de professionnels citent spontanément cette loi» et que subsiste «une réticence à modifier des pratiques ancrées depuis longtemps». Aujourd'hui, le droit des patients est surtout là pour pallier des dérives du système et certains risques. Il évolue surtout à la suite de scandales et d'affaires retentissantes telles que le sang contaminé ou le Mediator. Ainsi, «parmi les éléments significatifs ayant contribué à l'évolution du statut des patients, il y a tout d'abord des affaires de santé publique : l'affaire du sang contaminé et l'épidémie du VIH, qui ont vu les patients se regrouper en réseaux, en associations, voire devenir partie civile dans des procès contre

---

(15) Votée à la suite des États généraux de la santé en 1998 et 1999, cette loi consacre notamment un droit à l'information des patients et une participation des usagers au fonctionnement du système de santé.

(16) TNS Sofres, «Note de synthèse. La perception des droits des patients par les professionnels de santé. Enquête qualitative», mars 2011.

l'institution hospitalière. Le patient y a revendiqué, en plus d'être objet de soins, d'être sujet de droit[17] ». Mais soyons clairs : ce n'est pas un droit orienté vers la satisfaction des attentes du patient.

Pour qu'il soit plus effectif, il est nécessaire de renouer avec l'idée de contrat qui est aux fondements mêmes du droit. S'il n'y a pas de contrat avec le patient, le droit perd toute raison d'exister[18]. Le sujet n'est pas simple, car la judiciarisation qui gagne le secteur de la santé suscite méfiance et craintes quant à l'instauration de nouvelles normes. Tout le défi consiste à faire cohabiter une nécessaire protection des professionnels de santé et l'émergence d'un véritable droit des patients. L'obligation de résultat vis-à-vis de ces derniers est sans doute la meilleure piste à explorer. En France, cette notion fait immédiatement surgir le spectre de potentielles poursuites judiciaires liées à un non-respect de l'engagement. L'application irraisonnée et dogmatique du principe de précaution, qui vire parfois au « précautionnisme » et à l'inaction, participe également à cette frilosité : elle freine tout esprit d'initiative et nous empêche de renouveler notre approche de la relation aux patients.

(17) Jean-Philippe Pierron, « Une nouvelle figure du patient ? Les transformations contemporaines de la relation de soins », *Sciences sociales et santé*, vol. 25, n° 25-2, 2007.

(18) Historiquement, le contrat entre le médecin et le patient était implicite. Sans avoir besoin de le dire, le médecin faisait comprendre au malade : « Je vais vous soigner, faites-moi confiance. » Désormais, alors que la défiance des patients est croissante, il est nécessaire d'expliciter plus clairement sa démarche. C'est un contrat moral.

Une autre façon d'aborder l'obligation de résultat est pourtant possible. Concrètement, il faut considérer que l'engagement n'est pas absolu; c'est un engagement moral, un contrat de confiance avec les usagers. Une distinction doit être établie entre l'obligation de résultat de service et l'obligation de résultat de soins. La seconde ne peut être garantie à 100 %, mais la première doit être assurée comme dans n'importe quel autre secteur de l'économie. Nous en revenons au débat sur les mots de patient et de client : choisir un terme plutôt que l'autre n'a rien de polémique ou d'idéologique. Il s'agit d'abord de changer de regard sur notre métier et les impératifs auxquels nous sommes confrontés : offrir un niveau de qualité similaire à celui que proposent les professionnels du service, nourrir une réflexion sur les besoins des patients et s'adapter continuellement à leurs évolutions.

Dans cette perspective, les attentes non médicales des patients devront aussi faire l'objet d'une attention particulière. Un usager qui se rend dans un hôpital ne se préoccupe pas seulement des soins qui lui seront prodigués. Les demandes d'accompagnement, de transports, de communication et de services complémentaires sont désormais importantes. Ces besoins «accessoires» sont sous-estimés. Nous entretenons l'idée selon laquelle un patient qui occupe une chambre d'hôpital n'a pas les mêmes attentes qu'un client qui réserve une chambre d'hôtel. Évidemment, un établissement de santé n'est pas un hôtel. Toutefois, certains services proposés dans les hôpitaux pourraient être développés et mis en valeur dans le même sens que ceux des établissements hôteliers. Nous en sommes loin.

Le patient a d'ailleurs sa part de responsabilité dans ce retard : placé dans une relation de soumission, il baisse son niveau d'attente quant au service rendu; il n'ose pas se mettre dans la peau d'un client avec un degré minimal d'exigence. Inversement, il considère parfois que tout lui est dû. Difficile toutefois de blâmer cette attitude : comme on nous a martelé pendant des années que notre système était gratuit, il n'est pas simple de mesurer à quel point certains services coûtent cher. Pourtant, j'ai la conviction que le patient, comme tout client, est demandeur de services et prêt à les valoriser, pour autant qu'ils contribuent à son confort, de la même manière que dans d'autres situations de sa vie quotidienne.

Si le patient devient un client comme les autres, auquel nous garantissons le respect d'engagements et l'excellence, nous aurons enfin l'occasion d'améliorer la qualité de nos établissements. Or il n'existe actuellement aucun consensus au sujet des critères d'évaluation. Plus problématique, certains d'entre eux sont peu pertinents et renvoient plus à des querelles idéologiques d'un autre âge qu'à une réelle appréciation de la performance et des résultats cliniques. Voilà pourquoi nous devons redéfinir les contours de la qualité et proposer une nouvelle grille de lecture, plus transparente, en adéquation avec les attentes concrètes des patients.

Chapitre III

La qualité, côté patients

Avec près de 90 % de Français satisfaits de la qualité des soins dans notre pays[1], nous pourrions nous réjouir et nous contenter d'affirmer que « tout va pour le mieux dans le meilleur des mondes possibles[2] ». Toutefois, le problème n'est pas aussi simple. Ce pourcentage flatteur traduit surtout le sentiment d'avoir accès à une médecine efficace, à un coût théoriquement faible. Il fait écho à notre illusion de posséder le meilleur système de santé au monde : le plus accessible, le plus démocratique et le plus équitable. Mais un tel chiffre masque un certain nombre de réalités. Il ne dit rien des critères et de l'évaluation de la qualité, une notion assez floue pour que chacun la torde dans le sens qui lui convient. J'ai notamment souvenir d'un dîner au cours duquel une haute responsable de la santé m'a dit : « Nous n'avons pas de problème de qualité en France, nous avons la certification. »

---

(1) Plusieurs sources mentionnent ce pourcentage élevé : l'Observatoire sociétal de la santé et de la qualité des soins en France donnait un chiffre de 88 % en 2010. D'après un Eurobaromètre repris par la Direction de la recherche, des études, de l'évaluation et des statistiques (Drees) en 2013, 91 % des Français estiment que la qualité des soins est « très bonne » ou « plutôt bonne ».

(2) Soit la célèbre formule de Pangloss, figure de l'optimiste béat dans *Candide* de Voltaire.

Cette remarque est typique de la confusion qui frappe les esprits lorsque nous débattons de cet épineux sujet.

S'agissant de la qualité, notre approche ressemble à ce que les Anglo-Saxons appellent la *compliance* : nous garantissons le respect et la conformité d'un *process*, de normes et de règles. Donnons un exemple concret : dans les hôpitaux, le responsable qualité n'est absolument pas dédié aux patients; il s'occupe de l'administration, de la vérification de procédures et de la logistique[(3)]. Cette démarche, plus tournée vers les manuels techniques que vers les malades, est évidemment trop restrictive. Car la priorité de demain, c'est la qualité ressentie par le patient. En effet, qui mieux que lui peut en juger? Surtout, ce n'est pas parce qu'il y a des certifications de plus en plus sophistiquées qu'il aura été bien soigné, pris en charge efficacement et satisfait de son parcours de soins. La réalité qui l'intéresse et le concerne directement, ce n'est pas le fonctionnement du *process*. C'est la mesure de la douleur, de la récupération, du retour à l'emploi ou encore du niveau des complications : des indications concrètes et des résultats cliniques, en phase avec ses préoccupations, son mieux-être et son expérience de la maladie.

---

(3) Le site du ministère de la Santé donne la définition suivante de son rôle : «[...] le responsable qualité collabore à la définition de la politique qualité de l'établissement et pilote la mise en œuvre des actions d'évaluation et d'amélioration. Il apporte une aide méthodologique à l'ensemble des équipes hospitalières dans la conduite de leurs projets. [...] Il travaille avec les équipes de soins sur l'évaluation des pratiques professionnelles et la sécurisation des processus de soins (administration des médicaments, tenue du dossier patient, gestion des risques médicaux), avec les équipes logistiques (déchets, linge, magasin), avec les équipes administratives».

Plus largement, alors que l'offre de santé est relativement illisible et pléthorique, le patient entend disposer de critères clairs, axés sur ses attentes prioritaires, pour sélectionner les établissements où il se rendra. À cet égard, l'expérience vécue par d'autres usagers revêt une importance capitale. La clef d'une meilleure définition de la qualité serait de convertir cette subjectivité des patients en une donnée objective d'évaluation. Actuellement, nous n'en sommes qu'aux balbutiements. En France, la qualité reste un mot-valise ou un sujet de querelles, ce qui ne facilite guère son appréhension.

Définir, mesurer et promouvoir la qualité : un vrai défi

Il existe pourtant des définitions intéressantes de la qualité. Selon Avedis Donabedian, l'un des premiers à s'être penché sur la notion, elle correspond à des soins qui « maximisent le bien-être des patients après avoir pris en compte le rapport bénéfices/risques à chaque étape du processus de soins[4] ». Quant à l'OMS, elle évoque « une démarche qui doit permettre de garantir à chaque patient la combinaison d'actes diagnostiques et thérapeutiques qui lui assurera le meilleur résultat en termes de santé, conformément à l'état actuel de la science médicale, au meilleur coût pour un même résultat, au moindre risque [...] et pour sa plus grande satisfaction en termes de procédures, de résultats

(4) Avedis Donabedian, « Evaluating the quality of medical care », *Milbank Memorial Fund Quarterly*, 1966.

et de contacts humains à l'intérieur du système de soins». Nous voyons bien que la qualité est une «notion multidimensionnelle[5]» : elle renvoie à l'utilisation des progrès technologiques, à la sécurité des soins, à l'efficience et à l'équité du système de santé, aux résultats cliniques et au ressenti du patient. Le *process* n'est qu'une composante parmi tant d'autres, et en tout cas pas une garantie. C'est une condition indispensable, mais non suffisante, au maintien d'un système de qualité.

Le vrai problème, c'est le passage de la théorie à la pratique. Comme le notait la Haute Autorité de santé (HAS) fin 2007, «l'amélioration de la qualité en santé est une exigence qui porte ses fruits depuis une quinzaine d'années déjà. Pourtant, son impact est encore trop limité et la diffusion d'une culture partagée de la qualité rencontre certaines difficultés[6]». Cette affirmation appelle deux constats. Premièrement, la mesure de la qualité demeure lacunaire en France. Deuxièmement, elle n'est pas encore considérée par tous les acteurs de santé comme une priorité et comme un enjeu d'avenir. Plaçons-nous du côté des patients pour mieux comprendre ce retard français : comment s'informent-ils au sujet de la qualité de nos établissements de soins? De quels critères disposent-ils pour les évaluer et les comparer?

---

(5) Zeynep Or et Laure Com-Ruelle, «La qualité des soins en France : comment la mesurer pour l'améliorer ?», Irdes, décembre 2008.

(6) HAS, «Définir, ensemble, les nouveaux horizons de la qualité en santé», rapport de décembre 2007.

La première source utilisée par le grand public, ce sont les médias. Nul besoin d'être un expert pour affirmer que les Français se passionnent pour la qualité de leurs hôpitaux et leurs cliniques. La multiplication des palmarès dans *Le Point*, *L'Express* ou *Le Nouvel Observateur* atteste cette appétence d'informations et cette demande de transparence. Notons qu'elle est aussi le symptôme de craintes grandissantes sur l'état général du système de santé : derrière la proportion élevée de personnes satisfaites, des inquiétudes légitimes quant à la détérioration de la qualité; derrière le mythe égalitariste, la recherche de l'excellence et d'établissements aux prestations différenciées.

Disons-le, ces classements ont le mérite d'exister et de mettre sur le devant de la scène la problématique de la qualité. Ils nourrissent le débat et peuvent contribuer à la promotion d'une «culture de la qualité». En revanche, les scores affectés aux hôpitaux et aux cliniques reposent sur des critères discutables, voire contestables : ces derniers ne garantissent pas du tout la qualité clinique. Ce sont des *proxy*, à savoir des indicateurs qui ne permettent de juger qu'indirectement ou approximativement de la qualité de l'établissement classé.

Prenons l'exemple des infections nosocomiales, un sujet quasi tabou dans notre pays. Nous utilisons l'indicateur composite des activités de lutte contre les infections nosocomiales (Icalin). Or il reste très imparfait. Fourni par les autorités, il est repris par certains classements, comme celui du *Figaro*. Le ministère de la Santé précise d'ailleurs qu'«il ne s'agit pas du taux d'infections nosocomiales». L'indicateur repose en grande partie sur l'utilisation des solutions hydro-alcooliques. Faute d'études assez poussées, ce sont les statistiques d'achat de ces solutions qui entrent en compte dans l'évaluation. Difficile de faire moins précis ! Nous restons bel et bien au stade du *proxy* : nous ne mesurons pas les résultats obtenus, mais le processus de lutte contre ces infections.

Profitons-en pour évoquer une autre thématique taboue : les événements indésirables graves (EIG) au sein de nos hôpitaux. Ils sont estimés entre 360 000 et 450 000 chaque année, dont 120 000 à 190 000 pourraient être évités. Comme l'affirmait en 2009 le médiateur de la République, Jean-Paul Delevoye, «85 % des problèmes posés dans les accidents sont dus à des problèmes d'organisation, ce [qui] n'est pas acceptable[7]». Une telle situation pose évidemment des questions fondamentales sur la qualité de notre système de soins. Pour lutter contre les EIG et améliorer les résultats cliniques de nos établissements de santé, il faudrait mieux cerner le phénomène. Or, malgré la publication des enquêtes nationales sur les événements indésirables liés aux soins[8], dites ENEIS (2005) et ENEIS 2 (2009), nous manquons encore de transparence et de visibilité à ce sujet.

---

(7) *Lepoint.fr*, 12 janvier 2009, «Accidents médicaux : sortir de la culture du secret».

(8) C'est la Direction de la recherche, des études, de l'évaluation et des statistiques (Drees) qui a mis en place cette enquête.

La seconde source d'informations dont disposent les patients, ce sont justement les données publiées par les pouvoirs publics. Signalons d'emblée qu'il est peu évident pour un profane de décrypter ces données. Le site Scope Santé de la HAS et la généralisation progressive d'un indicateur appelé I-Satis témoignent néanmoins des progrès en cours et d'une certaine prise de conscience. Ce dernier, expérimenté depuis 2011, «a pour objectif de mesurer la satisfaction d'un patient hospitalisé en établissement de santé exerçant une activité de médecine, chirurgie ou obstétrique (MCO). La démarche repose sur une enquête téléphonique annuelle qui se situe environ quatre à six semaines après la sortie des patients hospitalisés[(9)]». Six scores thématiques sont utilisés : la prise en charge globale du patient, son information, sa communication avec les professionnels de santé, l'attitude de ces derniers, la commodité de la chambre et la restauration hospitalière. La mise en œuvre et la publication de cette enquête qualitative sont devenues obligatoires en 2014. C'est un premier pas, mais il faudra aller plus loin et systématiser ce type de démarches. Pourquoi ne pas confier à la HAS la responsabilité d'établir un classement officiel des établissements de santé sur la base des indicateurs dont elle dispose? Pour le moment, ces derniers sont insuffisamment repris et utilisés. Et plus généralement, il faudrait intégrer d'autres critères, comme les résultats cliniques et l'efficience.

---

(9) Source : Direction générale de l'offre de soins (DGOS).

Une initiative capitale a d'ailleurs été lancée en ce sens par le Boston Consulting Group (BCG), l'institut Karolinska de Stockholm et Michael Porter, professeur à la Harvard Business School. Leur but est de révolutionner l'évaluation de la qualité et de la remettre du côté des patients, tout en s'adaptant à la problématique de l'augmentation croissante des coûts pour les hôpitaux. Convaincus que la transformation de la santé viendra de la focalisation sur la valeur pour le patient, soit le meilleur niveau de résultats cliniques obtenu sur le long terme à moindre coût[10], ils ont fondé, fin 2012, l'International Consortium for Health Outcomes Measurement (Ichom). Cette organisation à but non lucratif vise à «favoriser le développement d'une approche universelle de la santé basée sur l'évaluation des résultats des soins, afin d'améliorer sa viabilité économique et sa qualité[11]». Il s'agit d'identifier les critères de qualité pour le patient qui offrent les résultats cliniques les plus probants à moindre coût, et ce pour chaque traitement et chaque intervention chirurgicale. En somme, l'objectif consiste à généraliser les bonnes pratiques mais aussi à mesurer sur une base factuelle l'amélioration de la qualité de vie des patients, en aval de la prise en charge. Cette approche innovante, qui commence à être reprise par la plupart des pays, a le mérite de correspondre aux multiples facettes de la qualité : elle fait cohabiter efficience du système, performances technologiques et expérience du patient. Notre pays aurait tout intérêt à encourager ce type de structures

(10) BCG, «The Value-based hospital. A transformation agenda for health care providers», octobre 2014.

(11) BCG, communiqué de presse du 31 octobre 2012.

et de projets. Encore faudrait-il que nous prenions le problème de la qualité par le bon bout.

Accessibilité et qualité : la confusion des genres ?

Pour le moment, nous associons trop volontiers la qualité de notre système de santé à sa dimension égalitaire et démocratique. Nous sommes victimes d'un prisme unique d'appréciation de la qualité pour le patient, celui de l'accessibilité financière et territoriale. Ces préoccupations ne rendent cependant pas compte de tous les défis en matière d'accessibilité.

D'abord, les pouvoirs publics n'ont pas vu que la problématique de l'accessibilité financière s'était déplacée vers le bas de la classe moyenne, qui subit de plein fouet la crise et bénéficie moins des mécanismes d'assistance(12). Ils sont obnubilés par l'idée de rendre le système toujours plus accessible aux plus démunis. Malgré la faiblesse du reste à charge pour les patients et la montée en puissance de dispositifs à destination des populations les plus fragiles – Couverture maladie universelle de base et complémentaire (CMU et CMU-C), Aide médicale d'État (AME), Aide complémentaire santé (ACS) –, ils continuent d'ériger cette question en priorité

(12) À cet égard, on peut également s'inquiéter d'une mesure du gouvernement qui s'apprête à plafonner les remboursements des complémentaires santé pour dix millions de salariés, afin de lutter, en théorie, contre les dépassements d'honoraires. Or, selon la majorité des professionnels de santé et les associations de patients, cette décision risque d'être inefficace et de pénaliser, à nouveau, la classe moyenne. Source : *leparisien.fr*, 31 octobre 2014, « Mutuelle : le patient va souffrir ».

politique. Personne ne dit que toutes les difficultés sont réglées et qu'aucune inégalité ne subsiste. Il existe toujours des phénomènes de renoncement aux soins (environ 15 % de la population, principalement pour les soins dentaires ou l'optique). Cependant, ils méritent d'être nuancés. Le problème de l'accessibilité au plan financier, bien que réel, n'est pas traité de la bonne façon. Le système de santé français reste aujourd'hui encore le plus accessible à ce niveau. En fait, les difficultés ne se situent pas là où veulent nous le faire croire des promesses politiciennes et des programmes de réforme conçus en période électorale.

Quand certains fustigent les « dépassements d'honoraires », ils oublient de préciser un certain nombre d'informations : d'abord, la problématique se pose surtout dans les grandes villes, là où il existe pour le patient des alternatives de prise en charge, avec des médecins qui appliquent des tarifs de secteur 1[13], également appelés tarifs opposables; ensuite, la notion de « dépassements d'honoraires », qui correspond en réalité à des compléments d'honoraires, a été créée de toutes pièces par l'assurance maladie pour ne pas porter le fardeau économique de l'augmentation des tarifs; l'État n'a pas voulu soutenir, financièrement, une revalorisation des revenus des professionnels de santé qui serait pourtant légitime et nécessaire. En somme, là où il y a un problème d'accessibilité financière, c'est là où l'État s'est retiré de ses responsabilités. L'optique et le dentaire, qui ont

(13) Le secteur 1 correspond au tarif servant de base de remboursement de l'assurance maladie.

été transférés aux mutuelles, attestent notamment ce désengagement des pouvoirs publics.

Et au-delà de la composante financière, il y a d'autres barrières dont on ne parle pas assez en France : des problématiques de société, telles que la culture, la langue, l'intégration, l'éducation ou l'information sont aussi en jeu. Par exemple, « l'ACS fait l'objet d'un taux élevé de non-recours (proche de 75 %) en grande partie lié au fait que les personnes éligibles ignorent l'existence de cette aide, ont du mal à déchiffrer les courriers d'information venant des caisses et que les démarches d'obtention sont complexes[14] ». Nombre de ceux « qui pourraient la demander ne sont pas sûrs d'y avoir droit et hésitent à faire l'effort de constituer un dossier[15] ». Sur les 3,4 millions de bénéficiaires potentiels, seuls 700 000 en font la demande. En réalité, c'est avant tout la simplification administrative, l'aide à l'accès à l'information et le rôle de médiateurs qu'il faudrait développer. Ce type d'accompagnement pourrait grandement faciliter la tâche à des populations qui sont certes défavorisées, mais dont la couverture financière est garantie et assurée par l'État. Beaucoup de nos concitoyens souffrent et pâtissent directement de tous ces obstacles : il est indispensable de mieux les aider à les surmonter.

Un autre « serpent de mer » empoisonne notre réflexion : l'accessibilité territoriale et son corollaire, le débat autour

---

(14) Drees, « Renoncement aux soins », actes du colloque, novembre 2011.

(15) *Lesechos.fr*, 29 octobre 2014, « L'aide à la complémentaire santé en panne ».

des « déserts médicaux ». Le pacte territoire-santé présenté le 13 décembre 2012 par Marisol Touraine, ministre des Affaires sociales et de la Santé, n'échappe pas à cette règle, sans compter le rapport publié par le Sénat en février 2013 au nom du groupe de travail « Présence médicale sur l'ensemble du territoire[16] ». Or la dénonciation des « déserts médicaux » est souvent le prétexte à la défense de petites chapelles et de particularismes. Dans les faits, cette problématique est beaucoup plus forte dans les grandes métropoles qu'au sein des campagnes, dans les banlieues défavorisées comme la Seine-Saint-Denis, par exemple, mais aussi dans un certain nombre d'arrondissements parisiens !

Allons plus loin : pour révolutionner le système et l'améliorer durablement, il faudrait en réalité moins d'établissements. La centralisation et la mutualisation sont des vecteurs de qualité : dans notre métier, par exemple, il est prouvé qu'il existe une forte corrélation entre le volume d'actes réalisés et l'excellence des soins fournis. Notre défaut, c'est de vouloir tout faire partout, alors que la taille critique des établissements n'est pas atteinte. Cela nous empêche de réaliser des économies d'échelle et conduit à une mauvaise utilisation des ressources. Nous sacrifions la qualité (voire la sécurité) à une conception jusqu'au-boutiste de l'égalité. « Désert médical ou défaut d'idées ?[17] », s'interroge à juste titre Guy Vallancien, estimant qu'on « [laisse] de

(16) Hervé Maurey, « Déserts médicaux : agir vraiment », rapport d'information déposé le 5 février 2013.

(17) *Sante2020.blog.lemonde.fr*, 27 août 2013, « Désert médical ou défauts d'idées ? ».

côté» le véritable enjeu, «la réorganisation profonde du système de santé dans son intégralité».

Il est évidemment indispensable d'avoir une approche locale de la santé. Cette logique est extrêmement importante car nos établissements s'enracinent dans des bassins de vie ou des «territoires de santé», selon la terminologie administrative. Cependant, notre ambition ne peut se limiter à cette problématique de proximité : elle doit également être globale. *«Think global, act local»,* comme le veut la célèbre formule. Pour améliorer la qualité, il faut avoir l'ambition d'être le meilleur au niveau national, voire international. Nous devons penser à une échelle plus large. Certains l'ont compris... depuis plus d'un siècle.

C'est le cas de la Mayo Clinic, une fondation à but non lucratif située à Rochester dans le Minnesota. Fondée en 1889 par deux philanthropes, Will et Charlie Mayo, elle accueille chaque année plus d'un million de patients, dans une ville qui ne compte que 100 000 habitants. «Administrée par des médecins et des membres de la société civile», elle reste fidèle au «credo des fondateurs : en aucun cas, les considérations de coût ne doivent influer sur les soins prodigués au patient[(18)]». Technologie de pointe, accueil des patients étrangers par des interprètes, taille des effectifs dédiés au suivi postopératoire, faible taux de réhospitalisation : la Mayo Clinic est devenue une référence mondiale et une véritable

(18) Lefigaro.fr, 22 avril 2014, «Mayo Clinic met l'Amérique en bonne santé».

marque. Elle est classée meilleur établissement des États-Unis par l'*U.S. News and World Report* en 2014-2015. Quant à son nom, il est entré dans le langage courant comme synonyme d'excellence et de réussite[19].

Ces quelques réflexions montrent à quel point il est nécessaire de redéfinir le concept d'espace. À quoi bon disposer d'un hôpital à deux pas de son domicile si les résultats cliniques sont médiocres et la sécurité défaillante ? De même, si un patient doit attendre quatre heures aux urgences pour être pris en charge dans un centre hospitalier situé à trente minutes[20] de chez lui, où est le bénéfice ?

Le temps, gage de qualité et d'efficience

Nous touchons là au cœur de l'accessibilité et à un facteur stratégique : la question du temps. La montée en gamme de notre système de santé passera par une réflexion approfondie sur les tenants et les aboutissants de l'accessibilité. Actuellement, nous mettons d'abord l'accent sur l'accessibilité financière, puis sur l'égalité territoriale, et enfin sur les délais d'attente. Il faut inverser cet ordre de priorité : le temps est le critère décisif; notre approche spatiale est trop limitée; quant à l'accessibilité financière, nous l'avons vu, elle n'est pas le frein principal pour l'immense majorité des usagers.

(19) Un article du *Businessweek* de juillet 2006 titrait par exemple « A Mayo Clinic of golf » au sujet d'un complexe où améliorer rapidement son niveau de jeu.

(20) C'était l'un des engagements de François Hollande, au cours de la campagne présidentielle de 2012.

Aujourd'hui, un patient n'est pas vraiment capable de juger de la qualité intrinsèque d'une intervention ou d'un acte médical. Sa vision de la qualité se construit par rapport à ses propres repères et à son échelle de valeur. Voilà pourquoi le temps est une donnée capitale : c'est la première chose qu'un patient mesure lorsqu'il est en rapport avec l'hôpital. Le temps, c'est le temps pour obtenir un rendez-vous, le temps d'attente, le temps d'intervention et le temps entre chaque étape au sein de l'établissement. Il s'agit de l'élément le plus visible et le plus important : du point de vue des patients, la qualité et l'efficience passent par la bonne organisation d'un service et la rapidité de la prise en charge. Des études ont été menées à ce sujet pour les urgences : elles montrent que le principal motif de satisfaction des patients, c'est le passage d'une étape à une autre. En effet, le sentiment que la situation est train de se régler rassure les malades. Ajoutons que la perception du temps à l'hôpital obéit à des motifs psychologiques. Sous l'effet de l'inquiétude et du stress, le temps passe beaucoup plus lentement.

Ici comme ailleurs, nos mentalités doivent évoluer. De nos jours, quand un patient attend quatre heures dans un service d'urgence, il est résigné. Patienter est un réflexe conditionné : les gens sont fatalistes. Ils baissent les bras alors qu'ils seraient en droit d'être plus exigeants et de demander des comptes. Les urgentistes affirment d'ailleurs qu'il n'y a rien de plus prévisible que leur service. Selon les conditions climatiques, la saison, l'heure de la journée, le jour de la semaine, etc., il est possible d'anticiper les besoins du service et les situations auxquelles il sera confronté. Nous savons également que ce sont les personnes âgées de plus de 75 ans et les nourrissons qui recourent le plus aux urgences. Enfin, plus d'un tiers des patients (36 %) viennent pour des lésions traumatiques[21].

Ces statistiques démontrent que nous pouvons nous adapter en amont, malgré l'afflux croissant de personnes qui viennent aux urgences (plus de 18 millions en 2012). Beaucoup d'observateurs soutiennent que les Français ne devraient pas s'y rendre aussi souvent. Au lieu de reprocher aux usagers d'aller aux urgences alors que leur état ne le justifie pas, essayons de leur donner une réponse satisfaisante. Les gens se rendent également aux urgences parce qu'elles sont accessibles et qu'ils pensent obtenir une solution immédiate à leur problème. Au lieu de déplorer ce recours abusif, nous devons affronter ce phénomène social et culturel. Il est indispensable de s'engager vis-à-vis des patients, de fournir des informations sur les délais d'attente et de faciliter ainsi leur accès aux soins. Chez Générale de Santé (GDS), forts de ce constat, nous avons mis en ligne le délai d'attente aux urgences d'hôpitaux du groupe (en moyenne inférieur à 10 minutes), et une application est en cours de développement permettant de savoir, à partir du départ de son domicile et voyage compris, quel sera le temps d'attente avant la prise en charge.

---

(21) Source : Drees, juillet 2014.

Le même impératif existe pour les interventions chirurgicales prévues longtemps à l'avance : il arrive fréquemment que tous les patients soient convoqués à 7 heures du matin. Certains passeront à 8 heures, d'autres à 10 heures ou à midi. Quelle raison est invoquée pour justifier pareille aberration? En fait, cette gestion globale des cas est censée faciliter l'organisation du service et des équipes; on s'assure que tout le monde sera bien présent. Mais ce genre de méthode donne la fâcheuse impression que nous sommes incapables de nous organiser et que la personnalisation du parcours est inexistante. L'image renvoyée en termes de qualité et d'efficience est déplorable. Une fois encore, cela souligne combien le patient est mis à l'écart du système : on lui demande de s'adapter à l'hôpital alors que l'inverse serait la norme! Comparaison n'est pas raison, mais imaginons la même chose dans un restaurant : vous réservez une table pour 19 heures sans savoir si vous dînerez tout de suite, à 21 heures ou à minuit. N'importe qui hurlerait au scandale.

Malgré ces dysfonctionnements, parler d'engagement pour les délais d'attente suscite des remous. Certains préféreraient que l'on parle de promesse. Dans le même ordre d'idées, il n'y a pas d'indicateurs concernant les reprises d'intervention. Si l'on considère qu'une réadmission n'est jamais anodine, il est de notre devoir d'offrir des garanties et une sorte de service après-vente. N'hésitons pas à bouleverser nos pratiques!

Les habits neufs de la qualité : recommandation, harmonisation et rétribution

L'amélioration de la qualité ne se fera pas sans audace, sans bousculer nos habitudes et sans abandonner nos vieux schémas. Nos critères d'évaluation doivent mieux intégrer l'expérience des patients et les enjeux relatifs à l'efficience.

Si nous défendons une culture du service, nous avons tout intérêt à nous inspirer de techniques marketing utilisées par de grandes sociétés comme American Express, Apple, Philips ou Quantas. Elles utilisent le *Net Promoter Score* (NPS) qui ne mesure pas simplement la satisfaction des clients mais s'attache à la notion de recommandation. Le NPS est le fruit d'une collaboration entre l'université d'Harvard et la société de conseil Bain & Company qui souhaitaient aller au-delà des limites posées par le taux de satisfaction[22]. Leurs travaux ont démontré que la notion de recommandation par les clients est plus fondamentale que la satisfaction dès lors qu'on veut estimer la propension d'un client à réutiliser le service fourni par une organisation. Au final, ils n'ont fait que remettre au goût du jour le principe de fidélisation du client : si l'on propose à ce dernier un « bon » service, parfaitement adapté à ses attentes, il devient le meilleur ambassadeur de l'entreprise. Cela vaut aussi bien pour les commerces de proximité que pour les multinationales.

---

(22) Fred Reichheld et Rob Markey, « The ultimate question 2.0. How net promoter companies thrive in a customer-driven world », *Harvard Business Review*, septembre 2011.

Un des principaux atouts du NPS est sa simplicité car il repose sur deux questions : «Sur une échelle de 0 à 10 recommanderiez-vous ce service à un ami ou à un membre de votre famille ?» et «Quelle est la principale raison qui vous a poussé à mettre cette note ?» La réponse à la première question permet de calculer un score : quand le patient donne une note entre 0 et 6, c'est un détracteur, entre 9 et 10 c'est un ambassadeur, entre 7 et 8, il est considéré comme neutre. Le NPS est calculé en déduisant le pourcentage de détracteurs du pourcentage d'ambassadeurs. La réponse à la seconde question fournit aux équipes marketing et opérationnelles un plan d'action immédiat au sujet de ce qui fonctionne ou doit être amélioré dans l'organisation. À la différence de questionnaires longs et complexes qui sont, par nature, souvent inexploités, le NPS favorise un retour rapide et un *benchmark* immédiat des scores au sein de l'organisation. L'émulation interne constitue d'ailleurs un puissant facteur de motivation pour les équipes. Tous les mois, toutes les semaines, voire tous les jours s'ils le souhaitent, les personnels, le directeur d'unité ou le président d'une multinationale peuvent recevoir les scores et les verbatim de leurs clients et ainsi mesurer leurs marges de progression.

Si l'intérêt du NPS ne se dément pas pour des groupes industriels comme Philips, qui publie ce score dans son rapport annuel, ou comme Apple, qui l'utilise pour le «*morning briefing*» des équipes de vendeurs dans ses magasins, il est aussi utile dans le secteur de la santé. Par exemple, un groupe d'hôpitaux comme Ascension Health, qui compte une cinquantaine d'établissements et plus de 100 000 collaborateurs aux États-Unis, l'a mis en place avec succès en 2006. Le NPS fonctionne bien avec les équipes soignantes car, plus qu'un simple indicateur, c'est une feuille de route au service des usagers. Ainsi, l'adoption de ce score client leur a permis d'articuler tout un programme d'animation managériale autour du patient afin de changer la culture de l'entreprise, auparavant tournée essentiellement vers le *process*. Leur but est de délivrer une « expérience patient » exceptionnelle et de mettre en œuvre très rapidement les actions correctrices. Résultat, de 2007 à 2012, le NPS du groupe Ascension Health a augmenté de 26 % : le groupe poursuit son effort de transformation culturelle au bénéfice de ses patients et... de son propre développement.

Chez Générale de Santé (GDS), nous nous sommes engagés dans cette voie et dans cette logique gagnant-gagnant. Un score client reposant sur ce concept a été mis en place dans plusieurs établissements du groupe afin de mieux s'adapter aux attentes des patients. À ce sujet, il faut tout de même préciser que l'étude des verbatim réserve quelques surprises. Des notes très élevées sont parfois assorties de commentaires peu flatteurs.

Prenons quelques exemples tirés d'une maternité : « très bien, mais quand même l'impression "d'une usine à bébé" [...] accueil téléphonique à améliorer, il faut être motivée pour prendre un rendez-vous (note : 8) » ; « temps d'attente pour avoir une salle d'accouchement trop long, 4 h 30 (note : 8) » ;

«petit bémol car le frigo de la chambre ne marchait pas, ce qui est dommage, surtout pour le prix de la chambre. Et aussi les deux lampes de chevet qui ne fonctionnent pas. Idem pour la commande du lit (note : 10)». À l'inverse, la gentillesse, la disponibilité, le professionnalisme et l'empathie du personnel sont plébiscités. Cela confirme que le problème ne réside pas dans les individus, tous dévoués aux patients, mais dans l'organisation générale. Avec cette compétence et cette humanité, nous remplissons les trois quarts des attentes. Ne reste plus qu'à faire le dernier quart du chemin : montée en gamme des services, réduction des délais, personnalisation du parcours, etc.

En revanche, la mesure de la satisfaction des clients et des résultats cliniques n'est pas une fin en soi. Il faut aussi publier et comparer les indicateurs : la transparence et la qualité vont de pair. Inspirons-nous des hôpitaux étrangers qui n'hésitent pas à diffuser des données précises sur Internet et à se différencier de leurs concurrents : la Cleveland Clinic, la Mayo Clinic et tant d'autres établissements d'excellence ont pris ce tournant depuis les années 1990. La transparence favorise une dynamique positive et une saine émulation. Elle va également dans le sens d'une harmonisation des pratiques. Actuellement, la durée moyenne de séjour (DMS) varie parfois du simple au double pour une même opération, avec deux médecins différents, au sein d'un même établissement. C'est une anomalie. Comme la médecine est un art, nous avons tendance à imaginer que l'industrialisation de l'organisation et des actes va à l'encontre de la qualité. Or la standardisation des *process* n'est pas forcément dictée par des managers ou des consultants obsédés par la rentabilité et le profit; elle consiste plutôt à s'inspirer des bonnes pratiques, à les valoriser et à les généraliser.

Enfin, disons quelques mots au sujet de l'efficience, définie comme «l'utilisation optimale des ressources disponibles pour obtenir les bénéfices ou les résultats les meilleurs[23]». Parmi ces ressources figurent les médecins et le capital humain. Dans ce contexte, un système efficient est un système dans lequel la rétribution des acteurs est également au centre de la réflexion. Si nous considérons que la qualité est fondamentale, il faut la mesurer précisément et la rémunérer différemment, en acceptant des écarts entre les professionnels.

Avant de nous projeter dans l'avenir, revenons un siècle en arrière. En 1917, Ernest Amory Codman, un médecin pionnier dans le domaine de l'évaluation, livrait un constat audacieux pour son époque : «Ainsi, ils disent que je suis excentrique puisque je réclame en public que les hôpitaux, s'ils souhaitent s'améliorer, doivent mesurer ce que sont leurs résultats, doivent analyser leurs résultats pour identifier leurs points forts et leurs points faibles, doivent comparer leurs résultats à ceux d'autres hôpitaux et doivent faire bon accueil à la publicité, non seulement de leurs succès, mais aussi de leurs

---

(23) Source : Irdes.

erreurs. De tels avis ne seront pas excentriques d'ici quelques années[(24)]. »

Certains responsables politiques, technocrates et managers seraient bien inspirés de méditer ces paroles. Car ces constats demeurent d'une brûlante actualité à l'heure où les patients modifient leurs comportements, bénéficient d'une information accrue et se soucient de plus en plus de la qualité du système de santé.

---

(24) Les propos de Codman sont cités par Zeynep Or et Laure Com-Ruelle.

Chapitre IV

Une révolution en marche, vers un patient 2.0

En juin 2014, dans une interview consacrée à l'exercice de la médecine de demain, le philosophe Michel Serres reprenait l'une des thèses défendues dans *Petite Poucette*[1]. Il déclarait qu'«il y a à peine vingt ans, les médecins savaient que leurs patients étaient parfaitement incompétents pour réaliser un diagnostic, trouver un remède, etc. Aujourd'hui, les patients sont allés chercher des informations sur Internet. [...] Le médecin a perdu l'autorité qu'il détenait. Il ne peut plus dire : "C'est moi le médecin, laissez-moi faire!" Mais ce qui est vrai du médecin est aussi vrai de l'enseignant, de l'avocat, du député, du pharmacien... L'émergence du numérique a bouleversé le rapport à l'information des patients, de l'enseignant, du citoyen[2] ».

En clair, la santé n'échappe pas aux mutations liées à l'apparition d'Internet et du Web 2.0. Il faut accepter ce

---

(1) Michel Serres, *Petite Poucette,* Éditions Le Pommier, 2012.

(2) Conseil national de l'ordre des médecins, «Comment exerceront les médecins demain», *Les Jeunes Médecins et la Médecine de demain,* juin 2014.

tournant car, actuellement, nous sommes dépassés par la multiplication des nouvelles technologies. Les patients se les approprient sans que nous suivions le mouvement. Le contraste est frappant entre l'immobilisme de notre organisation et de nos méthodes, et la vitesse à laquelle évoluent les patients.

Dissipons cependant un éventuel malentendu : la technologie n'est pas une fin en soi. C'est un simple outil qui ne saurait remplacer l'intelligence humaine, l'envie d'innover et le courage de renouveler notre approche de la santé. Nous n'avons pas attendu Internet et les smartphones pour mettre en place des solutions novatrices. Dès 1907, tous les médecins de la Mayo Clinic utilisaient un carnet, en papier bien évidemment, grâce auquel ils échangeaient leurs annotations et leurs informations sur chaque patient. Ils disposaient d'un dossier médical personnel (DMP) avant l'heure ! Grâce à cette centralisation des données, à la coopération interdisciplinaire et aux retours d'expérience dont bénéficiaient les praticiens dans le cadre de leurs réunions de groupe périodiques, la prise en charge des malades était optimisée et améliorée. Avec la croissance de l'établissement, l'échange de dossiers et des archives s'est complexifié. L'organisation a donc imaginé un système de tapis roulants ainsi qu'un réseau téléphonique interne, afin de relier tous les départements entre eux et de transférer les carnets. De telles méthodes étaient révolutionnaires pour l'époque[3]. Pourtant, elles ne reposaient sur

(3) Pour un historique détaillé de la Mayo Clinic : Daniel Désir, « La Mayo Clinic : un siècle de leadership médical », *Hospitals.be*, 2001.

aucune disruption technologique. Les professionnels de la Mayo Clinic ont surtout été des pionniers en termes de mentalité. Ils ont inventé le dossier médical moderne car ils avaient un regard neuf sur leur métier.

Voilà pourquoi Internet et le Web 2.0 ne peuvent être considérés comme des remèdes miracles aux pesanteurs qui minent notre système de santé. Ils ne vont pas régler d'un coup de baguette magique tous nos problèmes. Néanmoins, ils offrent de nouvelles possibilités aux établissements de soins et aux médecins : plus de réactivité, plus de rapidité et une meilleure organisation. Le développement de la télémédecine est emblématique des améliorations escomptées : gain de temps, lutte contre la désertification médicale et soins à domicile.

Plus fondamentalement, ces outils contribuent à un transfert de pouvoir et de responsabilisation vers le patient. Autrefois science ésotérique, la médecine perd de son aura mystérieuse et se démocratise. Même si la relation soignant-soigné reste asymétrique, nous entrons dans une nouvelle ère. Notre époque ressemble à ces moments charnières de l'Histoire où le renouveau des mentalités offre des perspectives d'avenir inédites... et la possibilité de changer la donne. À la fin du XVIIIe siècle, alors qu'un vent de liberté s'apprêtait à souffler sur l'Europe et que l'individu gagnait en autonomie, Emmanuel Kant comparait les Lumières à «la sortie de l'homme de sa minorité dont il est lui-même responsable. Minorité, c'est-à-dire incapacité de se servir de son entendement sans la direction d'autrui [...] *Sapere aude!* Aie le courage de te servir de ton propre entendement[4] ! ».

Adressons un message similaire aux patients du XXIe siècle : patients, ayez le courage de prendre la situation en main ! Servez-vous des innovations technologiques pour être enfin « au cœur du système » ! Devenez des acteurs de premier plan de la santé ! Autonomie et émancipation : tel est le sens de l'évolution actuelle. En effet, nous avons l'occasion de passer d'un modèle où le patient était infantilisé et soumis à un nouveau paradigme du patient adulte et responsable. Le réveil des patients aurait-il enfin sonné ?

Quatre évolutions plaident en faveur d'une réponse par l'affirmative. D'abord, nous avons l'opportunité de mieux connaître et de mieux suivre les patients grâce à la digitalisation de l'information : c'est une étape importante pour adapter les traitements et la prise en charge. Parallèlement, les patients sont de plus en plus renseignés sur les problématiques médicales : ils désirent s'impliquer davantage dans leur parcours de soins. C'est une chance pour transformer le système ! Certains développent même une expertise sur ces sujets et s'affirment comme de potentiels partenaires des acteurs de la santé : ils ne sont plus à la marge du système et impulsent certains changements. Enfin, l'émergence d'un patient mobile et connecté redessine les rapports entre usagers, médecins et établissements de santé.

---

(4) Emmanuel Kant, *Qu'est-ce que les Lumières ?*, 1784.

Mieux connaître les patients : échecs et promesses du DMP

La digitalisation et l'informatisation des données sont capitales, mais elles ne nous épargneront pas un examen critique. Pour bénéficier de tout le potentiel des nouvelles technologies, nous devons tirer les leçons de nos erreurs passées. Nous avons déjà essuyé un revers cinglant avec le dossier médical personnel (DMP). Lancé en 2004 par le ministre de la Santé, Philippe Douste-Blazy, le DMP devait regrouper, sous forme de fichier informatique, une somme d'informations clés au sujet du patient : antécédents, résultats d'analyse, traitements suivis, etc. Consultable par tous les professionnels, il était destiné à « améliorer la qualité et la cohérence des soins, tout en facilitant le partage des données[(5)] ».

Dix ans après le lancement du DMP, l'échec est retentissant. Il était censé engendrer 3,5 milliards d'euros d'économie par an. Or il aurait coûté au moins 500 millions à la collectivité, pour à peine 400 000 dossiers ouverts : dix fois moins que le nombre prévu à l'origine. Le député Gérard Bapt, spécialiste des problématiques de santé, estime même à 1 milliard les sommes englouties[(6)]. Pilotage technocratique, protection sourcilleuse des données et inexistence du suivi financier ont transformé cette belle promesse en vœu pieux.

---

(5) Institut Montaigne, *Réussir le DMP*, novembre 2010.

(6) *Leparisien.fr*, 4 janvier 2014, « Dossier médical personnel : un demi-milliard pour rien ».

Une fois de plus, les autorités ont abordé le problème à l'envers. Le DMP nous a été vendu comme un outil destiné à réduire les prescriptions et à réaliser des économies. Une logique de rationnement et de «flicage» a été appliquée. Nous sommes partis du principe qu'il fallait contrôler l'offre pour maîtriser ou faire reculer la demande. Cela n'a pu que susciter la défiance des professionnels de santé. Nous avons considéré les gains d'efficience comme un objectif en soi, et non comme un résultat d'une amélioration de nos pratiques.

L'autre péché originel du DMP, c'est l'ambiguïté persistante entre «dossier personnel» et «dossier partagé». À l'origine, les deux aspects devaient être combinés. Cependant, comme le note l'institut Montaigne, «le juste équilibre entre la volonté de chacun de préserver sa liberté individuelle et le désir des professionnels de santé de disposer d'une information médicale de haute qualité est difficile à trouver». Au fil du temps, le DMP a été vidé de sa substance. Dans la Stratégie nationale de santé, il reste facultatif, le consentement du patient est nécessaire, et au final, il s'agit plus d'un dossier personnel que d'un dossier partagé.

Pourtant, la notion clé, c'est le partage. Premièrement, le partage permet de mieux coordonner les soins. Deuxièmement, il offre une sorte de *benchmark* aux professionnels de santé : c'est un bon moyen de se comparer aux autres et de s'améliorer. Dans un certain nombre d'organisations, notamment aux États-Unis, le dossier partagé est une mine d'informations. Avec l'avènement du *Big Data*, et de logiciels comme Watson[7], il devient un outil d'aide à la décision du praticien : selon le profil du patient, on peut déterminer les interactions médicamenteuses et les traitements les plus efficaces. On tend vers une médecine personnalisée.

En France, il aurait fallu partir de dispositifs déjà généralisés et ayant fait leurs preuves. Le carnet de santé des enfants est obligatoire depuis 1945 : c'est le seul moment où nous disposons d'un vrai dossier et d'une vision globale de la santé, avec les vaccinations, les hospitalisations, etc. Lorsque nous grandissons, nous abandonnons cette masse de données alors que nous pourrions y intégrer les examens médicaux et biologiques, ainsi que les antécédents.

Nous aurions dû nous servir de cette base. Il n'était pas nécessaire que chaque Français possédât un DMP. Il aurait plutôt fallu réfléchir par priorité : les personnes âgées ou fragiles, les patients atteints de pathologies chroniques et les enfants. Par exemple, nous aurions pu décider que tous les enfants nés en 2014 posséderaient un DMP. Chacune de ces personnes aurait été identifiée par un numéro auquel tous les professionnels de santé auraient eu accès dans une interface : soit le numéro de Sécurité sociale, soit un nouvel identifiant donné à la naissance. Au lieu de ça, nous avons appliqué la logique du « tout ou rien ». Nous avons affirmé que le DMP serait pour tout le monde et que ce serait une révolution, un

(7) Il s'agit d'un logiciel d'intelligence artificielle développé par IBM. Il est capable de décrypter et d'analyser des millions d'articles, données ou contenus médicaux.

« Big Bang » médical ! Résultat, nous en sommes toujours à réfléchir au sujet d'une version zéro du DMP, là où nous devrions en être à un deuxième, voire un troisième stade.

Nous constatons, d'une certaine façon, que la révolution par le haut a échoué. Peut-être est-il temps de s'en remettre à une révolution par le bas : avec des patients de plus en plus connectés, actifs et informés, nous avons de nouvelles possibilités de moderniser le système.

Un patient mieux informé : la démocratisation du savoir médical

Désormais, 50 % des Français consultent régulièrement des sites Internet en rapport avec la santé, soit environ 28 millions d'internautes. Le succès de Doctissimo, avec ses 9 millions de visiteurs mensuels et ses 100 000 messages postés quotidiennement, témoigne de l'ampleur du phénomène. Car, en plus de s'informer sur le Web, les patients génèrent 80 % des contenus disponibles. D'après une veille réalisée par Listening Pharma et Hopscotch Digital, les réseaux sociaux sont les plateformes les plus utilisées : 51 % des contenus viennent de Facebook, 29 % de Twitter et 7 % des différents forums de Doctissimo. Quand un patient effectue une recherche au sujet d'une pathologie sur Google, la première page de résultats ne le met que très rarement en relation avec des sites institutionnels : dans 9 % des cas avec le ministère de la Santé et dans 30 % avec l'OMS. À l'inverse,

Wikipedia et Doctissimo apparaissent respectivement dans 100 % et 84 % des cas[(8)]. Nous assistons à la naissance d'un espace où la parole des profanes est la plus visible et domine le paysage.

Loin de se cantonner aux *digital natives* ou à la «génération Y», ce phénomène concerne aussi les populations plus âgées. Contrairement à un lieu commun, les jeunes ne sont pas les seuls à être demandeurs de services et de contenus venant d'Internet. Selon une étude réalisée par McKinsey[(9)], la principale différence entre générations réside dans les canaux numériques utilisés. Les plus de 50 ans sont davantage réceptifs aux sites Web traditionnels ou aux e-mails, tandis que les jeunes utilisent plus volontiers les médias sociaux et les applications mobiles de santé. Il n'en reste pas moins que l'e-santé n'est nullement réservée aux hyperconnectés et aux *geeks.*

Les médecins n'échappent pas à cette évolution : 96 % effectuent des recherches médicales sur Google et 94 % ont un usage professionnel de leur smartphone. En outre, ils sont très demandeurs de services destinés à faciliter leur métier : 90 % souhaitent avoir accès aux dossiers médicaux en ligne, 80 % à des prescriptions, 70 % aspirent à suivre leurs patients

---

(8) Sources : Hopscotch et Listening Pharma, «Baromètre web & santé», avril 2013 ; TNS Sofres, «Les Français et l'Internet santé», avril 2013.

(9) McKinsey's Healthcare Systems and Services Practice, «Healthcare's Digital Future», juin 2014.

à distance et 60 % espèrent mieux communiquer avec les malades grâce à ces technologies[10].

Dans ce contexte, les établissements de soins sont confrontés à un véritable défi : adapter leur offre et leur communication aux attentes du patient 2.0. La Cleveland Clinic a parfaitement pris ce tournant. Elle a développé une stratégie de communication digitale ambitieuse et en adéquation avec les nouveaux usages des patients.

Cette stratégie est « centrée sur l'amélioration de la santé des utilisateurs et l'aide au choix médicaux dans le but de créer une conversation autour de la santé et du bien-être[11] ». Grâce à un blog, le Health Hub, sur lequel travaillent une trentaine d'experts, trois à six billets sont publiés quotidiennement : il prodigue des conseils liés à l'alimentation, au sommeil, au sport, aux traitements ou même à la sexualité. Tous ces contenus sont très accessibles, de qualité et en lien avec les préoccupations des patients. Plus de 400 000 visiteurs les consultent chaque mois. La Cleveland Clinic a compris que la démocratisation de l'information médicale était une opportunité et un phénomène culturel. Elle dispose en outre de plusieurs comptes sur Facebook et peut s'enorgueillir de dépasser le million de fans. À titre de comparaison, l'hôpital

---

(10) Source : infographie de l'agence Heliceum, « L'application mobile. Le cœur de la m-santé », mars 2014.

(11) Je reprends cet exemple à Lionel Tritschler, consultant chez Markentive, agence de marketing digital.

français qui compte le plus de «*like*» sur Facebook est Necker, et son score ne dépasse pas les quatre mille[12]...

L'hôpital 2.0 est pourtant la réalité de demain : à nous d'intégrer les nouvelles habitudes des patients! Ils gagnent en autonomie, en confort et en mieux-être grâce aux outils disponibles. En encourageant cette émancipation, nous avons la chance de moderniser notre fonctionnement et notre organisation. Rester à l'écart de cette révolution des mœurs serait une grave erreur.

En effet, un nouvel écosystème voit le jour. «La nouvelle médecine participative, qui se dessine par l'entremise de ces outils technologiques, façonne les patients du XXIe siècle, toujours plus informés et éclairés sur le médical : bienvenue dans l'ère de la santé 2.0[13].» Le patient n'est plus «celui qui souffre» ou «celui qui endure» (comme le rappelle son étymologie) en silence. Historiquement, il était en effet considéré comme «celui qui reçoit l'impression d'un agent», à la manière d'un enfant. Cette position de passivité et d'impuissance était également sous-entendue dans une autre définition, plus radicale, où le patient est «celui qui est condamné à mort et que l'on va exécuter[14]». Ces temps-là sont bel et bien révolus : désormais, il compare ses symptômes grâce aux

---

(12) Source : infographie d'Hôpital Web 2.0, «L'hôpital 2.0 passe par les réseaux sociaux», juin 2014.

(13) Loick Menvielle, Sylvaine Castellano et François Druy, «Santé 2.0 : vers une nouvelle relation docteur-patient *versus* docteur-consommateur», États généraux du management, octobre 2012.

(14) Source : *littré.org*

témoignages d'autres internautes, tente d'obtenir des réponses à ses angoisses et développe parfois une «expertise» sur des sujets très ciblés.

Le patient 2.0 : adversaire, partenaire ou expert?

L'émergence de ce savoir profane est parfois reçue avec méfiance par les professionnels de la santé. Nous avons sans doute oublié que les patients jouèrent un rôle dans l'apparition de la médecine et sa constitution en art. L'article consacré à la médecine dans la célèbre *Encyclopédie* de Diderot et d'Alembert rappelle qu'«avant que la médecine eût la forme d'une science, et fût une profession, les malades encouragés par la douleur, sortirent de l'inaction, et cherchèrent du soulagement dans des remèdes inconnus; les symptômes qu'ils avaient eux-mêmes éprouvés leur apprirent à reconnaître les maladies. Si par hasard, ou par une réunion de circonstances favorables, les expédients auxquels ils avaient eu recours avaient produit un effet salutaire, l'observation qu'ils en firent fut le premier fondement de cet art, dont on retira dans la suite de grands avantages[15]». Cette piqûre de rappel ne semble pas inutile. Dans l'évolution de la relation soignants-soignés, loin d'être des adversaires des médecins, les patients doivent être considérés comme des partenaires.

---

(15) Jean Le Rond d'Alembert et Denis Diderot, *Encyclopédie ou Dictionnaire raisonné des sciences, des arts et des métiers*, 1751-1772.

Alors, quelles raisons peuvent expliquer les réticences actuelles? D'abord, Internet est un espace libre où l'information circule très rapidement : sa configuration s'oppose à l'univers hautement régulé et administré au sein duquel évoluent les médecins. Ce choc des cultures est d'autant plus violent que la perte du monopole de l'information est vécue comme une perte de pouvoir.

Le caractère incontrôlable d'Internet constitue la deuxième source d'inquiétude. Beaucoup de professionnels considèrent que les sites, les blogs et les forums sont de véritables défouloirs où les internautes ne laissent que des commentaires négatifs et ne relatent que leurs mauvaises expériences. Internet serait une sorte de «livre noir de la santé». Alors qu'apparaissent des équivalents de Tripadvisor[16] pour la médecine, une peur se développe : celle de voir son nom associé à des remarques assassines. C'est oublier qu'Internet est également un outil de promotion et de recommandation. En effet, si l'on consulte une plateforme comme Notetondoc.com, on s'aperçoit que les avis positifs figurent en aussi bonne place que les critiques les plus virulentes. De plus, bien que les commentaires soient anonymes, le site conserve l'adresse Internet Protocol (adresse IP) des internautes pour éviter les dérives et la diffamation.

---

(16) Cette plateforme permet de laisser un avis et des notes au sujet d'hôtels, restaurants, activités, voyages, hébergements et séjours.

Certains craignent aussi que « Docteur Google » ne se substitue peu à peu aux médecins. La défiance à l'égard des experts et la gratuité des informations trouvées sur Internet menaceraient les professionnels de santé. Cette vision des choses relève largement du fantasme. Car « non, "Docteur Google" n'est pas en passe de remplacer le médecin traitant et au contraire, il renforce les relations que nous tissons avec lui[(17)] ». Parmi les internautes santé, 75 % pensent que leurs recherches nourrissent l'échange avec leur médecin, et 65 % qu'elles permettent d'avoir d'autant plus confiance en lui. Une anecdote, que m'a rapportée un proche, confirme que ce mouvement est en marche : son oto-rhino-laryngologiste (ORL), qu'il consultait pour des problèmes de perte d'audition, lui a conseillé, après son examen, d'utiliser Unitron.com ou Hear-it.org – des sites qui proposent gratuitement des tests auditifs et des informations destinés à guider les patients –, et de revenir le voir seulement si une baisse d'audition était constatée. Ainsi, loin d'être un danger, Internet offre l'opportunité d'instaurer une relation plus saine entre soignants et soignés. Un patient qui s'informe est un patient plus impliqué dans son parcours de soins et plus à l'écoute des conseils de son médecin.

Enfin, la quatrième critique porte sur le manque de hiérarchisation et de fiabilité des informations recueillies en ligne. Au fond, on trouverait tout et n'importe quoi sur le Web. Je me rappelle le témoignage d'un rhumatologue,

---

(17) *Catherinecerisey.wordpress.com*, 10 avril 2013, « La e-santé : baromètre au beau fixe ».

sur France Info, expliquant qu'avec ses collègues il s'était amusé à chercher les traitements recommandés contre la polyarthrite. L'un des premiers résultats qu'ils avaient recueillis, c'était l'huile d'onagre ! Évidemment, cela démontre qu'Internet n'est pas la panacée et qu'un recul critique est nécessaire dans l'utilisation de cet outil. Mais là encore, nous devons nous adapter, prendre le train en marche et comprendre ces comportements.

Car il faut se dire que les médecins n'ont pas forcément vu venir la révolution digitale. Tout du moins ont-ils en partie mésestimé l'impact des outils numériques sur leur rapport avec les patients. Une spirale de défiance s'est même installée entre certains professionnels et leurs patients : plus un praticien refuse le débat ou la confrontation avec le patient, plus ce dernier a tendance à aller chercher des informations ailleurs, notamment sur le Web. Cette démarche ne doit pas être occultée ou rejetée par le médecin, mais encouragée et accompagnée. Car Internet est un formidable levier pour restaurer une logique de confiance et prolonger le dialogue avec les patients, en dehors des cabinets médicaux ou des hôpitaux[18]. Condamner l'utilisation du Web par les profanes ne résoudra rien.

En effet, nous ne pouvons pas empêcher les patients d'aller sur Internet. Toutes les études le confirment, ils sont

---

(18) Il existe des initiatives qui vont dans ce sens, telles que *docvadis.fr*, qui permet aux médecins de créer leur site Internet, avec des fiches santé à destination des patients, des informations sur le cabinet, etc.

satisfaits des informations qu'ils y dénichent. 73% les trouvent utiles, 72% estiment qu'elles sont claires et 61% pensent qu'elles les aident à prendre en charge leur santé ou celle de leurs proches. Pour les professionnels de santé, le défi consiste à accompagner cette évolution. Car malgré la démocratisation de l'information, de nouvelles inégalités font leur apparition. Elles se traduisent par des différences de compréhension, liées à des barrières de culture et d'éducation. Il y a bien un enjeu d'accessibilité pour lire et interpréter les informations disponibles.

L'étude TNS Sofres consacrée aux Français et à l'Internet santé distingue d'ailleurs six profils d'e-patients : dans un premier groupe, on trouve les « occasionnels » (23 %), les « adeptes » (13 %) et les « communicants » (13 %). Dans le second groupe figurent les « déconnectés » (15 %), les « méfiants » (24 %) et les « détachés » (12 %). Les principales différences entre ces deux groupes résident dans le niveau d'éducation et la catégorie socioprofessionnelle. Sans surprise, ce sont les populations les plus diplômées et les plus aisées qui sont à la pointe de l'e-santé. Elles disposent de meilleurs codes pour déchiffrer les contenus disponibles. Et elles sont très favorables à la digitalisation progressive des rapports médecin-patient : échange par e-mails, consultations par visioconférence et recherches complémentaires au diagnostic. Pour d'autres, l'accès à l'information est moins évident ou plus hasardeux. Il y a là un véritable enjeu de santé publique et d'égalité : nous n'avons pas le droit de laisser une partie des patients à l'écart de ces transformations. Cet aspect inédit de la «fracture numérique[19]» est une problématique d'avenir dont nous devons nous emparer. Il faut mieux orienter les patients, les éclairer au sujet des sources d'informations[20] et leur permettre de tirer profit des innovations en cours. Insistons bien sur ce point : Internet est notre allié, non notre ennemi!

Précisons que les patients eux-mêmes peuvent être des référents. Les communautés qui se développent sur la toile en donnent un parfait exemple : elles existent aux États-Unis depuis le milieu des années 2000. À l'origine, des sites collaboratifs comme PatientsLikeMe ou CureTogether ont permis de réunir des personnes souffrant de maladies rares ou orphelines. Ces initiatives ont eu un impact psychologique très positif : les malades ont pu rompre avec le sentiment d'isolement. Et progressivement, ces communautés ont changé de nature : elles ont grandi et le partage d'expériences a donné naissance à une authentique expertise. Certains membres participent désormais à «la sélection de l'information, son filtrage [...] l'attribution de crédibilité et donc de confiance». Gunther Eysenbach désigne ce phénomène sous le nom d'«apomédiation». Derrière ce terme quelque peu barbare, un concept simple : «le rôle expert d'internautes

(19) Ce terme désigne l'inégalité d'accès à Internet et aux outils numériques. Selon un rapport de 2011 du Centre d'analyse stratégique (CAS), trois barrières doivent être distinguées : un fossé générationnel, un fossé social et un fossé culturel.

(20) À ce titre, la HAS a lancé, en partenariat avec la fondation suisse Health on the Net (HON), une procédure de certification des sites Internet santé, de novembre 2007 à juillet 2013, pour garantir la qualité de l'information.

[les “apomédiaires”] sur un sujet défini et ayant un réel effet de légitimité auprès de la communauté[21] ».

Grâce à ces internautes à l’avant-garde de l’e-santé, les patients se repèrent mieux « dans les méandres informationnels » et sont guidés vers « une information pertinente et crédible ». Rendons-nous à l’évidence : la qualité des contenus offerts sur Internet ne cesse de s’améliorer. Quant aux informations produites sur ces sites, elles ne s’adressent plus seulement aux patients, les professionnels de la santé y puisent une nouvelle forme de connaissance, un retour sur leurs pratiques et une inspiration pour leur offre de services. Les patients sont bel et bien le moteur des changements en cours.

Michael Chekroun, le fondateur de Carenity, un réseau social français dédié aux patients et à leurs proches, parle de « la création d’une intelligence collective rendue possible par le Web 2.0 ou Web collaboratif ». Il ajoute que « ce contenu généré par le patient à partir de sa vraie vie offre plusieurs possibilités de mieux comprendre les usages et attentes des patients, et donc de mieux y répondre[22] ». Des illustrations de ce phénomène existent déjà. Des groupes pharmaceutiques américains adaptent et retravaillent leurs molécules grâce au *feedback* des membres de PatientsLikeMe; chaque trimestre, ils testent auprès de la communauté de nouveaux traitements

---

(21) Les travaux de Gunther Eysenbach sont cités par Loick Menvielle, Sylvaine Castellano et François Druy.

(22) Le blog Carenity, 22 mars 2013, « Le patient 2.0 et les communautés en ligne ».

et bénéficient d'un retour direct au sujet des effets secondaires ou des améliorations à apporter. C'est un progrès majeur dans la lutte contre les maladies rares et pathologies chroniques.

Autre exemple : la communauté DiabetesMine a développé avec Sanofi et Apple une application pour mesurer, enregistrer et communiquer son taux de glycémie *via* son i-Phone ou sa tablette. Enfin, certaines associations, comme Vivre sans thyroïde, proposent des formations et des conférences sur la pathologie *via* leur site Internet. Dans ce contexte, nous passons « d'une relation [patient/médecin] verticale à une relation à 360° qui met le patient au centre du dispositif et qui en fait un acteur de sa santé ». Certains patients s'affranchissent de la tutelle des experts et co-construisent les services qui leur sont proposés. Ils se comportent comme d'authentiques consommateurs... ou des clients, comme nous l'indiquons dans le chapitre II. C'est une première révolution ! Une révolution qui risque même de s'amplifier avec la montée en puissance de la santé mobile (m-santé).

Un patient mobile et connecté : la voie de l'autonomisation

Le développement de l'e-santé sur téléphones mobiles et tablettes ne fait que commencer. D'ici 2017, on estime que 50 % des utilisateurs de smartphone utiliseront au moins une application liée à la santé ou au bien-être. Le marché mondial est en pleine explosion : de 2,3 milliards d'euros en 2013, il devrait représenter 26,5 milliards en 2017. Quant au nombre d'utilisateurs, il passera de 107 millions à 1,3 milliard sur la même période[23].

L'enjeu est immense car ces innovations amélioreront l'efficience de nos systèmes de santé. Selon PricewaterhouseCoopers (PwC), 99 milliards d'euros d'économies sur les dépenses de santé sont envisageables dans l'Union européenne en 2017 avec un déploiement généralisé de la m-santé. Le chiffre atteint 11,5 milliards pour la France. Il faut ajouter que «la prévention, la surveillance et la transmission de données, rendues possibles par les applications mobiles, dégageraient également plus de “temps médical” pour les médecins à l'hôpital. Un gain de disponibilité qui permettrait de soigner 24 millions d'Européens supplémentaires sans surcoût[24]». Là aussi, nous voyons que la meilleure gestion du temps est un facteur clé de succès et un levier stratégique pour faciliter l'accessibilité.

Nous mesurons surtout à quel point l'arrivée des nouvelles technologies et la digitalisation de l'information redessinent les frontières de la médecine. Soulignons que la plupart des innovations convergent vers une autonomie et une implication accrues des patients. D'ailleurs, elles ne se limitent plus aux personnes souffrant de pathologies chroniques. Les applications mobiles et le *quantified self* («mesure de soi»)

---

(23) Source : agence Heliceum, mars 2014.

(24) *Lefigaro.fr*, 22 septembre 2013, «Utiliser le mobile pour la santé permettrait d'économiser 11 milliards d'euros».

concernent aussi des individus qui ne souffrent d'aucune maladie mais qui sont désireux de mieux décrypter leurs futurs symptômes et de contrôler leur état de santé.

Ainsi, le patient 2.0 bénéficie de l'accélération croissante des progrès technologiques et du foisonnement d'innovations. L'avènement du *Data Driven Health*, soit l'utilisation des données pour prendre des décisions thérapeutiques, a un impact direct sur notre rapport à la santé. Autrefois indéchiffrables pour le commun des mortels, les données médicales s'invitent désormais dans nos smartphones et nos tablettes. Il y a fort à parier qu'elles nous seront bientôt aussi familières que les e-mails, actualités et autres contenus que nous consultons chaque jour sur nos portables.

Les exemples ne manquent pas. Avec l'application DocForYou, lancée en juin 2014, il est maintenant possible d'analyser ses symptômes grâce à un système de questionnaires et d'évaluer le risque d'avoir contracté telle maladie. L'application est complétée par un guide des médicaments, un carnet de santé et un pilulier virtuels. Sans remplacer la consultation physique, elle offre un prédiagnostic aux patients et des réponses à leurs inquiétudes.

Une autre initiative futuriste, mais bientôt commercialisée, mérite d'être mentionnée. La société belge Scanadu travaille depuis plusieurs années sur un outil de médecine préventive au potentiel extraordinaire[25]. Grâce à un petit scanner, le Scanadu Scout, les patients pourront prendre leur température, mesurer leur pouls, leur rythme cardiaque ou encore l'oxygénation de leur sang. Il s'agit d'évaluer et contrôler son état de santé en temps réel, depuis son domicile. Les données seront récoltées et traitées sur le smartphone grâce à une application. Avec ces informations, le Scanadu Scout est censé délivrer des conseils : consulter son médecin, rester chez soi, etc.

Le concepteur des produits de cette start-up, Yves Béhar, résume l'esprit de ses innovations par une formule très révélatrice : « La simplification de la santé commence par un simple objet. » En effet, la généralisation de ce type d'objets connectés ouvre des perspectives inédites : meilleure compréhension de ses symptômes, démocratisation de l'analyse de données et responsabilisation des patients. Le tout est d'éviter certains écueils comme l'automédication ou l'autodiagnostic.

Nous le voyons, la problématique des data intéresse, dans le champ médical, aussi bien les entreprises à la recherche de nouveaux marchés que les citoyens en quête d'informations sur leur santé. À l'inverse, on peut regretter que les pouvoirs publics freinent certaines évolutions nécessaires. Pensons au sujet brûlant de l'*open data* (les données ouvertes) :

---

(25) Cette innovation est citée dans une conférence très intéressante organisée par l'accélérateur de start-up The Family et diffusée sur YouTube : « Les barbares attaquent la santé ».

aujourd'hui, la libéralisation et le partage des données de santé demeurent largement insuffisants dans notre pays. Pourtant, nous disposons d'un outil qui pourrait être abondamment exploité, avec le Service national d'information inter-régimes de l'assurance maladie (Sniiram) : il regroupe chaque année «1,2 milliard de feuilles de soins, 500 millions d'actes médicaux ainsi que des données portant sur environ 11 millions de séjours hospitaliers[26]». Mais les autorités rechignent à ouvrir sa consultation au-delà du cercle restreint de quelques acteurs publics. Craignent-ils que nous découvrions un moyen d'améliorer durablement le système? Ou que certains dysfonctionnements apparaissent au grand jour? Quoi qu'il en soit, admettons que ce débat mériterait d'être «ouvert», lui, au grand jour et sans tabou.

Ajoutons enfin que les innovations en termes de data influent également sur la pratique des médecins. Prenons un exemple parlant : IBM a mis en place un programme informatique appelé Watson. Reposant sur un système d'intelligence artificielle, il est capable de recouper un nombre impressionnant de données et de produire des hypothèses. L'innovation est devenue célèbre grâce à ses résultats dans le jeu télévisé Jeopardy, l'équivalent américain de «Qui veut gagner des millions?» ou de «Questions pour un champion». Watson a cumulé des gains records et battu deux des meilleurs candidats de l'histoire du jeu.

---

(26) Lesechos.fr, 17 juillet 2014, «L'*open data* et la santé en France».

Mais son application ne se limite pas à cette prouesse médiatique. La santé est directement concernée puisque Watson est devenu un outil d'aide au diagnostic pour les médecins. Il peut décrypter et analyser des millions d'articles ou contenus médicaux, ce dont aucun praticien ne serait capable. Il est utilisé dans des établissements américains pour la lutte contre le cancer, comme le Memorial Sloan-Kettering Cancer Center de New York. Capable d'engager une conversation en langage naturel avec les médecins, il fournit des diagnostics et des pistes de traitements qu'il hiérarchise selon leur efficacité supposée. Son utilisation est aussi envisagée aux urgences pour faciliter la prise de décision lorsque le pronostic vital est en jeu.

Personne ne pense sérieusement que Watson pourra remplacer les médecins. Néanmoins, ce symbole de l'accélération continue des progrès technologiques interroge la nature et l'évolution de la médecine. Que sont et que deviennent les praticiens à l'heure de la robotique, de l'imagerie et du *Big Data* ? De simples adjuvants de la technique ? Des professionnels dont le cœur de métier doit se recentrer sur l'écoute des patients ? Quant aux paramédicaux, comment mieux valoriser leurs compétences dans cet écosystème en pleine mutation ? Notre système peut-il faire son *aggiornamento* sans une refonte des métiers et une répartition nouvelle des tâches ? Telles sont les questions auxquelles est confrontée la médecine du XXIe siècle.

Chapitre V

Médecins et chercheurs face au défi de l'innovation

Dans un contexte de globalisation de la santé et d'accroissement de la compétition internationale, l'innovation est la clé de voûte de notre réussite. Pour rester à la pointe de la médecine et de la recherche, la France doit prendre ce défi au sérieux et promouvoir une culture de l'excellence à tous les niveaux. La qualité des soins offerts aux patients en dépend très largement. Or certaines barrières nous empêchent d'exploiter tout le potentiel dont nous disposons. Ces anticorps du système sont à la fois culturels, organisationnels et économiques.

D'abord, le poids de la tradition demeure robuste dans le milieu médical. Nous avons tendance à reproduire des schémas hérités de longue date. Les jeunes médecins inscrivent leurs pratiques dans le sillage de leurs aînés et de figures tutélaires comme celle du chef de service. Les méthodes de travail et les *process* sont très peu renouvelés. Quant à la collaboration avec des professionnels issus d'autres univers, elle reste insuffisante. Cette résistance au changement entre en contradiction directe avec l'accélération des innovations dans les domaines thérapeutiques et technologiques. Mais, du côté du management, nous avons aussi des progrès à faire : il revient également aux managers d'impulser de nouvelles dynamiques et de sortir leurs équipes des logiques routinières. Soyons-en convaincus : l'innovation passe également par une meilleure organisation.

Ajoutons que les contraintes économiques actuelles diminuent nos capacités à prendre des risques. L'adoption des nouvelles technologies est en partie retardée par la frilosité des organismes payeurs (assurance maladie et complémentaires santé). Ces derniers refusent de « payer pour voir », de peur que les résultats ne soient pas à la hauteur des espérances. Un exemple illustre cet état d'esprit timoré : « La télémédecine a dû attendre l'automne 2010 pour être reconnue par la loi et autorisée », car la Caisse nationale d'assurance maladie (CNAM) craignait que « les consultations à distance s'ajoutent aux visites traditionnelles et creusent encore le déficit de la Sécu[1] ». Les innovations subissent les contraintes budgétaires, alors qu'elles constituent un des meilleurs remèdes contre les déficits. Difficile de sortir de ce cercle vicieux ! Comme le faisait remarquer fin 2012 la directrice générale de la Banque postale assurance santé, Catherine Kerrevel, « l'une des difficultés de l'innovation, c'est d'accepter de se tromper[2] ». Ce constat n'est pas sans rappeler une formule attribuée à

(1) *Leparisien.fr*, 18 janvier 2014, « E-santé : mieux soigner les malades… et la Sécu ».
(2) « L'observatoire de l'innovation en assurance », *L'Argus de la santé*, 14 décembre 2012.

Albert Einstein : « Une personne qui n'a jamais commis d'erreurs n'a jamais tenté d'innover. »

Il faut également relever une sorte de paradoxe : l'innovation semble victime de son succès. Nous avons parfois l'impression trompeuse d'atteindre un horizon indépassable dans les progrès de la médecine et de la science. Cette illusion n'est pas nouvelle : elle est caractéristique de toutes les époques où la technologie et les savoirs font un bond en avant. En 1873, le chirurgien de la reine Victoria, sir Eric Erichsen, affirmait que « bien que les façons de pratiquer puissent être modifiées et diversifiées, et même améliorées dans une certaine mesure [...], le scalpel ne pourra pas avoir éternellement de nouveaux champs de conquête[3] ». L'Histoire lui a donné tort. Aujourd'hui, la chirurgie et les techniques d'anesthésie ont accompli des progrès considérables, à la fois au plan technologique et dans l'amélioration du bien-être des patients. Par ailleurs, seulement 2,5 % de la population dépassaient les 65 ans en 1873; une centaine d'années plus tard, les innovations chirurgicales ont amplement contribué à faire grimper l'espérance de vie moyenne à 73 ans.

En somme, nous voyons que l'innovation, sous toutes ses formes, est un formidable levier de progrès pour les sociétés humaines et la santé de leur population. Nous devons l'encourager et ne pas céder à une tentation actuelle : l'excès de précaution. À ce titre, on peut s'inquiéter qu'une

(3) Delos M. Cosgrove, « Ethics in surgical innovation: Vigorous discussion will foster future progress », *Cleveland Clinic Journal of Medecine*, 2008.

interprétation biaisée et idéologique du principe de précaution joue contre l'adoption de certaines innovations et devienne un alibi pour l'inaction. Certains auteurs ont bien mis en lumière l'immobilisme qui peut découler de la généralisation abusive de ce principe. C'est notamment le cas de l'économiste de la santé et ancien directeur des hôpitaux, Jean de Kervasdoué, qui affirme qu'à l'instar de « la peur, le principe de précaution est tout, sauf un bon conseiller [...]. Le principe de précaution serait interdit si on l'appliquait à lui-même, tant il est dangereux[(4)] ». Cette charge virulente mérite sans doute d'être nuancée car, à l'origine, le principe de précaution était porteur de promesses : c'était un principe d'action qui soutenait et encadrait l'avancée scientifique. Mais force est de reconnaître que son application jusqu'au-boutiste freine la société à plusieurs niveaux.

Concept philosophique théorisé par Hans Jonas à la fin des années 1970[(5)], le principe de précaution a peu à peu débordé de son cadre pour devenir l'alpha et l'oméga des politiques publiques. Diffusé par le droit international (déclaration de Rio de 1992, protocole de Kyôtô de 1997), il a été introduit dans la Constitution française en 2005, par l'intermédiaire de l'article 5 de la Charte de l'environnement. De l'écologie, il a été transposé à d'autres secteurs, comme la santé. Certaines catastrophes sanitaires telles que la vache folle, le sang contaminé et l'amiante ont contribué à le transformer

(4) Jean de Kervasdoué, *La peur est au-dessus de nos moyens. Pour en finir avec le principe de précaution*, Plon, 2010.

(5) Hans Jonas, *Le Principe responsabilité. Une éthique pour la civilisation technologique*, Éditions du Cerf, 1979.

en un principe d'inaction. Sa légitimité est devenue discutable car, tel qu'il est appliqué et interprété, il est porteur de trois dérives. D'abord, il peut stériliser ou anesthésier une partie de l'innovation et de la recherche médicales, en introduisant une méfiance *a priori* à l'égard du progrès. Nous surestimons les risques et détournons notre regard des bénéfices, ce dont souffrent certaines spécialités comme la génétique. Cette culture du «zéro risque» est contraire aux métiers de la santé : sans risque, il n'y aurait jamais eu de transplantations cardiaques, d'opérations du cerveau ou de révolution scientifique majeure. Personne n'innove sans braver certaines incertitudes. De plus, l'interprétation erronée du principe de précaution met l'accent sur des risques potentiels au détriment des risques réels : nous sommes entraînés dans une sorte de logique kafkaïenne où l'on en vient à concentrer nos efforts sur l'anticipation de «problèmes non avérés» à la place des «vrais fléaux de santé publique comme le tabagisme, l'obésité ou l'excès de sel dans les aliments[6]». Le fiasco autour de la campagne de vaccination anti-H1N1 ne l'a hélas que trop bien rappelé. Enfin, le «précautionnisme» irrigue l'ensemble des mentalités. Il ne touche pas seulement les médecins : les managers sont également contaminés par l'excès de précaution. Nous renonçons à renouveler nos méthodes par crainte de décevoir ou de trahir nos engagements.

(6) Christine Noiville, «Principe de précaution et santé. Le point sur quinze années de jurisprudence», *Lex Electronica*, automne 2008.

Pourtant, ces freins à l'innovation ne sont pas insurmontables. Nous devons simplement prendre conscience des multiples enjeux auxquels la médecine est confrontée. L'innovation ne se résume pas à du matériel flambant neuf et à des salles d'opération équipées de technologies dernier cri. L'innovation, c'est l'excellence de l'éducation, de la formation et de la recherche, ou encore la capacité à réinventer des pratiques et des métiers en adéquation avec les transformations de la société et des patients. L'innovation, c'est aussi l'aptitude à se projeter dans l'avenir et à remiser au placard toutes ces polémiques stériles qui nous dissuadent d'avancer. Nous avons un objectif commun : une meilleure recherche, un meilleur enseignement, une meilleure formation, et surtout une meilleure adaptation aux besoins des patients. Notons par ailleurs que pour le patient, il importe peu de savoir si c'est le public ou le privé qui remplit cet objectif. Le tout est d'y parvenir, de renforcer l'attractivité de la France et d'améliorer la qualité des soins.

La nature et le rythme de la formation sont-ils inadaptés ?

Prenons le problème en amont avec la formation des médecins. La vraie question à se poser est la suivante : est-on formé une fois pour toutes après ses études ? La réponse est évidemment non, et cette remarque vaut pour de nombreuses professions. Mais cela est encore plus vrai dans le secteur de la santé et en ce début de XXIe siècle. La médecine est une matière vivante : les innovations y sont perpétuelles et les métiers ont été totalement transformés en quelques années. Les nouvelles techniques ont bouleversé l'organisation et les comportements : nous sommes passés du stade de l'artisanat à une « logique médico-industrielle[7] ». Quant à la multiplication des travaux de recherche et des publications, elle rend parfois caduques les certitudes de la veille.

Dès lors, nous ne pouvons plus nous contenter de la formation initiale ; nous avons besoin d'une formation continue plus développée qu'elle ne l'est actuellement. Nous ne pouvons plus concevoir que les médecins aient appris à un moment de leur parcours tout ce qu'ils devaient savoir. Naturellement, personne ne prétend que les médecins ne mettent pas leurs connaissances à jour : c'est une obligation déontologique[8] et l'immense majorité des praticiens s'y soumet. Mais les dispositifs existants ne sont pas à la hauteur des transformations en cours.

Introduite par une ordonnance d'avril 1996 et réaffirmée dans la loi Kouchner de mars 2002, l'obligation légale de formation médicale continue (FMC) a été assortie en 2004 d'un impératif d'évaluation des pratiques professionnelles (EPP)[9]. Ce système très complexe a été remplacé par le développement professionnel continu (DPC) dans la loi du 21 juillet 2009, dite « Hôpital, patients, santé et territoires » (HPST).

---

(7) Claude Le Pen, « Le défi de l'efficience », *Le Débat*, n° 167, 2011.

(8) L'article 11 du code de déontologie médicale précise cette obligation.

(9) Article 14 de la loi du 13 août 2004 relative à l'assurance maladie.

Qu'a vraiment apporté cette valse des sigles, une spécialité chère à notre pays? L'article 59 de la loi HPST précise que le DPC poursuit comme objectifs «l'évaluation des pratiques professionnelles, le perfectionnement des connaissances, l'amélioration de la qualité et de la sécurité des soins ainsi que la prise en compte des priorités de santé publique et de la maîtrise médicalisée des dépenses de santé». Concrètement, trois principes animent le DPC : le professionnel de santé doit analyser sa pratique, acquérir de nouvelles compétences et vérifier l'amélioration. Autant d'intentions louables auxquelles chacun ne peut que souscrire... Mais cette réforme souffre de défauts majeurs.

Il y a d'abord le problème du financement, récurrent dès que l'on parle de formation. En effet, en France, pendant des années, nous avons accepté le principe que l'industrie pharmaceutique finance la formation, au travers de ses dépenses marketing, afin de développer ses relations avec les médecins. Mais depuis l'affaire Mediator, nous avons découvert que cette relation était malsaine, et au lieu de la réguler, nous l'avons tout simplement cassée. Il s'agit maintenant de voir comment retrouver un financement spécifique et adapté pour répondre aux enjeux majeurs de la formation en santé de demain. L'idée pourrait être celle de créer un fonds dédié, abondé par l'État et les acteurs concernés, y compris l'industrie pharmaceutique, les hôpitaux et les cliniques, dans le cadre de la formation professionnelle. Il faudrait toutefois prendre garde aux dérives du système, telles qu'elles existent déjà pour le financement de cette dernière en France.

De plus, le DPC est un modèle de désorganisation. Dans un rapport publié en avril 2014, l'Inspection générale des affaires sociales (IGAS) a pointé du doigt une série de dysfonctionnements et des «vices de conception»[10] : contenu des formations et volume horaire trop flous ou peu pertinents, absence de contrôle *a posteriori* et de sanction en cas de non-respect de l'obligation, gouvernance trop complexe, etc.

Nous pourrions ajouter à cette liste une autre critique. À la différence du DPC à l'anglaise qui «encourage [...] les patients à faire des retours d'informations aux médecins sur les points qui leurs seraient bénéfiques[11]», le DPC français ne prévoit aucune action pour les patients. Pourtant, l'amélioration des pratiques les concerne au premier chef : leur donner une place centrale dans les organismes chargés de définir et d'accréditer les programmes de formation serait salutaire.

De même, il faudrait simplifier le système actuel et se recentrer sur certaines priorités. Pourquoi ne pas imaginer un diplôme de médecin pour une durée déterminée ou une sorte de permis à points ? Chez certains professionnels, comme les pilotes d'avion, l'obligation de formation, d'exercices et d'entraînements est très stricte. La comparaison entre ce secteur et la santé n'a rien d'incongru. Comme les pilotes sont responsables de la vie de centaines

---

(10) IGAS, «Contrôle de l'organisme gestionnaire du développement professionnel continu et évaluation du développement professionnel continu des professionnels de santé», rapport d'avril 2014.

(11) Haute Autorité de santé (HAS), *DPC & pratiques*, n° 73, avril 2013.

de personnes à chaque vol, on leur impose une révision constante de leurs pratiques.

Ce modèle est transposable aux professionnels de santé si la formation continue tend vers la recertification : l'exercice du métier est soumis à une revalidation régulière des compétences. Cela a déjà été suggéré, notamment dans un rapport du professeur Matillon[12]. Notre souci, c'est que la culture française reste éloignée de cette perspective, à la différence de la majorité des pays : « Institutionnellement, la France constitue une exception dans l'organisation des professions de santé. » De fait, « la confusion opérée d'emblée entre le diplôme universitaire et la certification professionnelle explique la difficulté à prendre conscience de la nécessité d'une recertification en l'absence de certification initiale[13] ». Aux États-Unis et au Royaume-Uni, une recertification périodique existe depuis plusieurs années. Si le médecin n'est pas capable de satisfaire à certains standards, il risque un déconventionnement. Un dispositif de ce type serait une garantie supplémentaire pour la qualité et la sécurité des soins dispensés aux patients. Les médecins ne seront sans doute pas opposés à une telle mesure. En tant que scientifiques, ils ne sont pas effrayés par la remise en question; cette dernière fait partie de leur culture et de leur ADN. Le tout est de leur offrir le temps et les moyens de cette formation, ce qui n'est pas le cas dans l'organisation actuelle.

---

(12) Yves Matillon, « Modalités et conditions d'évaluation des compétences professionnelles médicales », rapport de mars 2006.

(13) Roger Gil, « Séminaire de restitution du rapport du professeur Matillon sur l'évaluation des compétences professionnelles des métiers de la santé », 6 juillet 2006.

Une autre piste intéressante à explorer consiste à réorienter les ressources allouées à la formation : une formation initiale plus courte et une formation continue plus développée. Pourquoi ne pas réduire la durée du cursus et réserver la spécialisation à la formation continue ? Si l'on considère qu'il est indispensable de se perfectionner sans cesse dans un environnement ultra-innovant, c'est un bon moyen de suivre le rythme effréné des avancées thérapeutiques et technologiques. Certes, la longueur actuelle du cursus permet aux médecins d'acquérir un solide bagage théorique. Mais l'application est beaucoup plus tardive et réduite à sa portion congrue. C'est d'ailleurs une véritable incohérence du système de formation actuel : les médecins n'ont pas de validation pratique dans leur cursus, alors que pour d'autres professionnels de santé, comme les infirmières ou les kinésithérapeutes, cette dimension de l'apprentissage est omniprésente.

La théorie prend le pas sur la pratique, sans que nous soyons certains que la somme astronomique de connaissances accumulées fasse encore sens. En diminuant les années passées à l'université, les jeunes médecins seraient amenés à exercer et à se confronter aux patients plus rapidement. Et nous dégagerions des moyens pour financer des formations de haut niveau à destination des professionnels en exercice. Cette réorganisation de fond en comble de la formation se heurterait bien sûr à des conservatismes. Elle permettrait cependant d'en finir avec une succession de réformes dont on peine à saisir la cohérence.

Dans le même registre, et au regard de la nécessité actuelle de (re)développer les relations avec le patient, on se rend compte que les médecins n'ont aucune formation en ce sens. Bien que certains possèdent des capacités naturelles de communication et d'empathie, interrogeons-nous sur l'opportunité de former les jeunes étudiants à la relation humaine, au comportement et au service des patients : personne n'aide les futurs praticiens à développer cette facette pourtant capitale de leur métier, qui ne se limite évidemment pas à prodiguer des soins. Un exemple intéressant m'a d'ailleurs été rapporté à ce sujet : à l'université de Tel-Aviv, des moyens ont été mis en œuvre pour améliorer le dispositif d'annonce lié à la perte d'un proche. Conscientes de la délicatesse de leur tâche face à ce type de situation, les équipes organisent des séances de *training* et de formation entre de jeunes acteurs de la ville et les professionnels de santé. De telles simulations aident les médecins à mieux affronter ces moments difficiles et à prendre en charge plus humainement les proches de la personne décédée.

La recherche, pivot de l'innovation

Profitons de ce débat autour du cursus des médecins pour souligner un autre défaut de la formation initiale : le peu d'importance accordée à la recherche et à la culture scientifique. Nous avons perdu de vue un élément essentiel : quelqu'un qui choisit un parcours en médecine est un scientifique. Transmettre, enseigner et découvrir font aussi partie de ses missions. Or l'organisation des études laisse une maigre place à de tels objectifs. C'est un point faible pour l'avenir de la recherche. Car «ce n'est pas en sortant du bloc opératoire à l'âge de trente ans que l'on peut rattraper les carences de la formation scientifique initiale, et il est donc nécessaire d'apporter au plus tôt au plus grand nombre les dispositions nécessaires au raisonnement scientifique[14]».

Inversement, est-il indispensable que les étudiants choisissent si précocement un cursus exclusivement tourné vers la santé? Ne faudrait-il pas s'inspirer du modèle du *college* américain? Pendant trois ou quatre années, les étudiants bénéficient d'enseignements dans les matières scientifiques fondamentales mais aussi de cours de sciences humaines. Ce n'est qu'à l'issue de ce premier cycle qu'ils peuvent choisir une spécialisation médicale. Pourtant, le cursus des étudiants américains en médecine n'est pas plus long que celui de leurs homologues français.

Avec ce modèle du *college*, on aboutit à «une qualification universitaire des étudiants, quelle que soit leur vocation finale, et non à une sélection précoce au prix d'un grand nombre d'étudiants sans diplôme ou formation équivalente». Ce système possède un immense mérite : il promeut une culture de la recherche indispensable au maintien d'un système de santé d'excellence. La recherche n'est pas conçue

---

(14) Raphaël Gaillard, «Mission sur l'évolution du statut hospitalo-universitaire», rapport de mai 2011.

comme un choix par défaut mais plutôt comme un pilier de l'innovation médicale.

En effet, chacun le sait, on soigne mieux là où l'on fait de la recherche. Enseignement, soins et recherche forment un triptyque fondamental. Comme le soulignait le rapport de Raphaël Gaillard en 2011, « la mission de soin enrichit la démarche scientifique en guidant ses développements et en lui donnant une prise directe avec la médecine. La mission d'enseignement conditionne l'excellence des soins apportés demain au plus grand nombre. Enfin, la mission de recherche bénéficie directement à la formation des futurs médecins et aux soins apportés dans nos hôpitaux : en donnant une place à la recherche au sein des hôpitaux, on met à disposition de tous les traitements les plus innovants le plus tôt possible ». Découpler ces trois aspects menace l'innovation.

En France, la triple mission de soins/enseignement/recherche dévolue aux CHU résulte des ordonnances Debré de 1958. Répétons-le : ce fut un progrès majeur et un levier exceptionnel pour garantir aux Français l'accès à une médecine de haut niveau, tournée vers l'innovation. Mais « faute d'évolution de la structure, 55 ans plus tard, beaucoup de ces effets bénéfiques se sont estompés[15] ». De nos jours, nous avons sanctuarisé les lieux du savoir médical. Par la force des choses, nous avons été dépassés par la notion administrative et les concepts que nous avons instaurés.

---

(15) *Lemonde.fr*, février 2013, « Refonder les centres hospitaliers universitaires ? ».

Nous avons certes créé des instituts hospitalo-universitaires (IHU) dans le cadre des investissements d'avenir de 2009 afin de redynamiser le système. Mais dans la plupart des cas, les entités hospitalière, universitaire et de recherche cohabitent plus qu'elles ne collaborent. La gouvernance est morcelée, d'où une absence de stratégie commune. Ce manque de synergies est évidemment préjudiciable.

Les lourdeurs réglementaires, administratives et organisationnelles retardent le transfert de la recherche de la paillasse au lit du patient[16]. Pourtant, l'enjeu est de taille : faciliter l'accès des patients aux innovations les plus récentes est une garantie de qualité. À cet égard, le recul international de la France dans le domaine de la recherche clinique est un des nombreux symptômes de notre perte de compétitivité et du déclassement qui nous guette.

Il faut donc rebattre les cartes et créer de véritables plateformes de savoir, collaboratives et propices au transfert de technologies : nous avons besoin de lieux dans lesquels cohabitent des acteurs publics et privés, qu'ils soient issus de l'université, de l'hôpital ou de la médecine de ville, voire des associations de patients. Ces plateformes n'ont pas forcément vocation à être des lieux physiques, mais plutôt des réseaux de soins, de recherche et d'enseignement. Le monde de la recherche et de l'enseignement reste aujourd'hui trop cloisonné et centré sur les CHU : il faudrait l'ouvrir à tous les

(16) L'expression consacrée en anglais est «*from bench to bedside*».

acteurs et promouvoir un fonctionnement plus transversal. Mais il est aussi indispensable d'inciter les professionnels de la santé à œuvrer avec des spécialistes d'autres secteurs, notamment afin de développer les passerelles entre technologies et santé. Lors d'un récent voyage en Irlande, à l'université de Cork, j'ai pu assister à la coopération d'un médecin et d'un ingénieur dans un laboratoire d'anatomie : ils croisaient leur expertise dans le cadre de recherches sur le poumon. Cette collaboration interdisciplinaire et ce décloisonnement des savoirs sont les clefs de l'innovation.

L'université Stanford l'a très bien compris. Située dans la célèbre Silicon Valley, elle a la chance d'évoluer dans un environnement où les écoles d'ingénieur, les hôpitaux, les start-ups, les fonds d'investissement et les centres de recherche se côtoient et élaborent ensemble des solutions innovantes. Elle a notamment lancé le programme Biodesign au début des années 2000. À l'origine, Stanford a identifié un problème concret : « Constatant que les ingénieurs partent très souvent d'une technologie, plutôt que d'un besoin médical exprimé, pour développer de nouveaux dispositifs médicaux, ce programme vise à [...] développer la connaissance des besoins des soignants et des patients, afin que les étudiants inscrits [...] soient capables de mettre sur le marché un dispositif médical[17] » qui réponde à ces attentes. Des médecins et des ingénieurs déjà diplômés participent à Biodesign : ils se rendent dans les hôpitaux pendant trois

---

(17) Centre d'analyse stratégique, « Le dispositif médical innovant. Attractivité de la France et développement de la filière », rapport d'octobre 2012.

mois, au contact des équipes, afin d'étudier les besoins cliniques d'un service médical ciblé. Ils élaborent ensuite plusieurs solutions technologiques en phase avec la réalité économique et les contraintes du marché. Après avoir soumis leurs travaux, ils réalisent le dispositif qui a été retenu. Ils reçoivent l'aide d'une trentaine d'étudiants pour mener à bien leur projet et le soutien financier des entreprises de la Silicon Valley.

Ajoutons que le programme ne se cantonne pas aux États-Unis : des antennes ont été ouvertes en Inde et à Singapour pour mieux cerner les besoins propres aux marchés émergents. En somme, Biodesign cumule tous les atouts nécessaires au développement de l'innovation : interdisciplinarité, coopération d'acteurs publics et privés, transfert de technologies et attention portée à la globalisation de la santé. Et les résultats sont en rendez-vous : «En mai 2011, 58000 patients avaient été traités avec les dispositifs issus du programme, 385 emplois créés, 200 brevets déposés.»

À nous de nous inspirer de cette réussite ! Nous devons favoriser l'émergence de cette classe de «médecins innovateurs» ou de «médecins entrepreneurs» en France. Ils seront les fers de lance de l'innovation et d'une recherche dynamique, ouverte sur les défis futurs de la santé. Les patients en seront les premiers bénéficiaires. Le but n'est pas d'avoir des prix Nobel partout, mais d'insuffler un esprit d'innovation dont les patients seront les premiers bénéficiaires.

En parallèle, développons certains chaînons manquants de la recherche médicale. Nous déployons beaucoup d'efforts pour découvrir de nouvelles molécules et des thérapies plus efficaces. C'est une bonne chose, mais il ne faut pas négliger d'autres aspects comme la recherche en management de la santé, en organisation ou en communication. Certaines disciplines, orientées vers la mesure de la qualité et de l'efficience, mériteraient aussi d'être mieux représentées. Ces champs d'investigation, parfois laissés en friche, ont un intérêt primordial : ils participent, eux aussi, à une meilleure appréhension des attentes des équipes médicales et des patients. En les défrichant, nous contribuerons à réinventer nos métiers et à rendre les structures plus humaines pour les usagers.

L'hyperspécialisation : les paradoxes de l'innovation

Cela est d'autant plus nécessaire que l'hyperspécialisation des médecins, fruit de l'innovation, les a partiellement éloignés des patients. Aujourd'hui, les jeunes médecins sont de véritables ingénieurs de la santé. La technologie a pris une place prépondérante dans leur métier. Ce sont des techniciens de très haut niveau : ils n'ont plus le temps d'être les interlocuteurs privilégiés des malades qu'ils furent autrefois. À l'origine, nous nous rendions chez le médecin de campagne, généraliste et parfois confident, qui soignait tous nos maux. Maintenant, nous avons affaire à des ouvriers ultra-spécialisés qui guérissent un organe.

C'est une tendance lourde des deux derniers siècles. Dostoïevski s'en amusait déjà dans *Les Frères Karamazov* lorsqu'il écrivait : «Il n'y en a plus aujourd'hui que pour les spécialistes [...] Tu te rends à Paris, le spécialiste examine ton nez : "Je ne puis guérir, te déclarera-t-il, que votre narine droite, car je ne m'occupe jamais de la narine gauche, qui ne rentre pas dans ma spécialité. Après avoir suivi mon traitement, vous devez vous rendre à Vienne où vit un spécialiste très habile qui fera le nécessaire pour votre narine gauche."» Ces quelques lignes n'ont pas pris une ride.

En effet, dire «médecin», cela ne veut plus rien dire. Dire «chirurgien», cela ne signifie plus rien. Il n'y a plus de chirurgie générale comme autrefois. Descendons encore d'un cran : parler d'orthopédiste n'a pas plus de sens. Jadis, ce praticien pouvait soigner la main, le pied ou l'épaule. Désormais, ce n'est plus le cas et certains professionnels considèrent même que le terme d'orthopédiste est péjoratif.

Il existe maintenant des chirurgiens du membre supérieur et des chirurgiens du membre inférieur, des chirurgiens de la main et de l'épaule et, parmi les chirurgiens de la main, des chirurgiens du canal carpien, etc. Dresser la liste de toutes les spécialités exigerait un inventaire à la Prévert ! Les médecins sont de plus en plus pointus dans un domaine. C'est évidemment une nécessité. Mais l'hyperspécialisation éloigne les praticiens des patients dès lors qu'elle ne s'accompagne pas de la gestion de certains paramètres, comme l'amont et l'aval de la prise en charge ou encore la relation avec le patient.

C'est le défaut principal de notre modèle d'organisation actuel. En revanche, l'hyperspécialisation est extrêmement positive lorsqu'elle est intégrée dans un environnement où l'on s'occupe du patient de manière globale. Nous y reviendrons lorsque nous évoquerons le cas de la Martini Klinik de Hambourg[18], le premier centre européen de traitement du cancer de la prostate.

En résumé, l'hyperspécialisation est indispensable, notamment au sein d'un bloc opératoire, pour industrialiser une organisation de prise en charge spécifique et améliorer la qualité des soins. Pour autant, une vision globale dans la relation avec le patient apparaît de plus en plus comme un élément critique.

Pour rééquilibrer les choses, nous aurons besoin de plus de médecins stratèges et humains, mais aussi de métiers dédiés à la coordination des soins. Cela ne sera possible qu'à condition de débattre de sujets qui fâchent : a-t-on besoin d'autant de médecins? Nos spécialistes surdiplômés doivent-ils renoncer à effectuer certaines tâches? Le relèvement continu du *numerus clausus* depuis le début des années 2000 est-il un dogme intangible? Comment combler le vide qui existe entre le médecin et les paramédicaux? En somme, comment remettre la médecine au service des patients et de leur bien-être?

---

(18) Cf. chapitre VI.

Le regard sans concession du professeur Guy Vallancien sur ces questions apporte un éclairage stimulant[19]. Il montre très bien que nous nous trompons d'objectif dès la formation des professionnels de santé. Au lieu de transférer des tâches à des bacs + 3, voire de les faire évoluer vers des bacs + 5, on considère que la solution c'est d'avoir davantage de bacs + 12 ou + 15 qui puissent travailler plus en gagnant moins. En ce sens, l'augmentation du *numerus clausus* a été une erreur historique. Il n'y a jamais eu autant de médecins en France. La Cour des comptes l'a d'ailleurs rappelé en 2011 dans son rapport annuel sur la Sécurité sociale[20]. Devant le progrès de la médecine, de la technologie et des communications, nous avions une opportunité historique de transférer des tâches vers des professionnels de santé que l'on pouvait valoriser, alors que nous allons dévaloriser les médecins de demain, voire produire des chômeurs surdiplômés.

Pour dire les choses directement : nous avons besoin de moins de médecins. À l'inverse, il faut responsabiliser davantage les paramédicaux et accroître leur champ de compétences. Or ce transfert de tâches et de compétences n'est possible, la plupart du temps, qu'en cas de pénurie. Avec le relèvement du *numerus clausus*, nous l'avons empêché, alors que les progrès technologiques le permettaient. D'autres pays nous montrent l'exemple : « Les gastro-entérologues anglais délèguent depuis une dizaine d'années

(19) Je m'inspire notamment des idées qu'il défend dans son article « Le médecin du XXIe siècle. Sa place et son rôle », *Le Débat*, n° 167, 2011.

(20) Cour des comptes, « La Sécurité sociale », rapport de septembre 2011, chapitre V, « La répartition territoriale des médecins libéraux ».

les colonoscopies à des *nurses endoscopists* » et « au Japon, des infirmières de bloc opératoire réalisent sous microscope les sutures les plus fines, qui ne doivent ni lâcher ni obstruer, expertise pointue déléguée », précise Guy Vallancien. En France, nous en sommes loin.

Ajoutons à cela la réticence de beaucoup de médecins qui craignent que le transfert de tâches et de compétences à d'autres n'entraîne une perte de revenus. Cette peur est-elle légitime ? Non, car les faits contredisent cet argument : ce sont les radiologues, les anesthésistes et les biologistes (soit les professionnels qui ont le plus délégué de tâches à d'autres) qui gagnent le plus. Dans ce contexte, il est grand temps d'accepter une nouvelle répartition des compétences parmi les professionnels de santé. C'est un moyen efficace de « recentrer le médecin sur son cœur de métier [...] l'écoute du patient, la définition d'un projet thérapeutique personnalisé, l'explication et l'accompagnement dans la démarche de soin[21] ». C'est également un préalable à la modernisation de notre système de santé. Car notre métier va considérablement évoluer dans les années à venir.

Vers de nouveaux métiers au service des patients

En tant que manager d'un groupe de cliniques, je suis convaincu depuis longtemps que notre métier, demain, ce ne

(21) Cette idée, défendue par Guy Vallancien, est reprise par Claude Le Pen dans son article « Les défis de l'efficience », *art. cit.*

sera plus vraiment la gestion des hôpitaux ou des cliniques mais l'organisation et la coordination de la santé. Cette coordination est essentielle : elle évite des doublons de prescription, des hospitalisations à répétition et des carences d'information. Pour y parvenir, nous devrons nous appuyer sur de nouveaux professionnels : ceux qui agencent les parcours de soins et améliorent la prise en charge globale des patients. Cette mission n'incombera pas aux managers mais à des professionnels dont la santé est le cœur de métier.

Les études internationales le confirment : la France accuse un retard certain en matière de coordination. 53 % des Français estiment qu'ils «ont fait l'expérience d'un défaut de coordination[22]» au cours des dernières années. À titre de comparaison, seule l'Allemagne se classe derrière nous avec 56 %, tandis que les États-Unis (42 %), la Suisse (23 %) et la Grande-Bretagne (20 %) font beaucoup mieux. Et notre score grimpe à «73 % des patients concernés» pour «tout défaut lors de l'hospitalisation en chirurgie ou à la sortie lors des deux dernières années», contre 26 % des Britanniques, 29 % des Américains et 48 % des Suisses. Cette situation est préoccupante pour la qualité des soins et l'efficience de notre système de santé. Selon le National Health Service (NHS), «70 % des événements indésirables graves» résulteraient de défauts de coordination. Et Medicare évalue de 25 à 50 milliards de dollars le gaspillage annuel dû au manque de coordination aux

---

(22) Ces chiffres et ces idées sont mentionnés dans le rapport du *Think tank* économie santé développé par *Les Échos Events*.

États-Unis. On n'ose imaginer le montant du gâchis en France. Ces données inquiétantes doivent nous inciter à réagir !

La cancérologie a ouvert la voie : le cancer est une pathologie complexe et chronique qui nécessite l'intervention de nombreux spécialistes. Grâce au lancement du premier Plan cancer (2003-2007) sous Jacques Chirac et à la mise en place des réunions de concertation pluridisciplinaire (RCP), la notion de coordination est devenue capitale. Les pouvoirs publics et les médecins se sont rendus à l'évidence : nous ne pouvions plus nous contenter d'un chirurgien qui opère de son côté, d'un oncologue qui s'occupe seul de la chimiothérapie ou d'un radiothérapeute isolé. L'interdépendance entre toutes ces spécialités rendait nécessaire une meilleure synchronisation des équipes au sein de l'hôpital.

Bien que perfectibles, les RCP atténuent le morcellement de la prise en charge. L'organisation repose sur un coordonnateur qui gère le dossier des patients et met en relation les spécialistes concernés. Ces derniers se réunissent pour décider des traitements et des thérapies qu'ils jugent les plus adéquats. Il existe également un médecin ou un professionnel référent qui veille au suivi de ces décisions, les explique au patient et aménage son parcours. Par souci de cohérence, la traçabilité de toutes les décisions est obligatoire : elle est consignée dans un dossier unique prévu à cet effet[23].

(23) Source : HAS.

Nous avons encore du mal à évaluer l'impact de ces RCP, mais la majorité des acteurs, patients compris, les perçoit positivement. La cancérologie est dans une certaine mesure le laboratoire de bonnes pratiques et d'innovations organisationnelles dont il faudra s'inspirer ailleurs. Une expérimentation a par exemple été lancée entre 2010 et 2012 par l'Institut national du cancer (INCa) et la Direction générale de l'offre de soins (DGOS) : «L'objectif était de tester un nouveau modèle de prise en charge globale, coordonnée et intégrée reposant sur une infirmière de coordination ou infirmière pivot comme cela a été développé au Canada.» Cette professionnelle dispose de «quatre fonctions clés : l'évaluation des besoins des patients et des proches; l'information; l'écoute et le soutien; la facilitation du parcours et la coordination hôpital-ville[24]». Hélas, faute de financements suffisants, il a été décidé de ne pas généraliser ce dispositif pour le moment... Pourtant, les patients le plébiscitaient, il allait dans le sens d'une personnalisation du parcours et d'une amélioration de la qualité des soins. Et sur le long terme, il aurait généré des économies.

Sur un modèle proche, le troisième Plan cancer (2014-2019) préconise la création du métier d'infirmier clinicien. «Il s'agit d'une formation universitaire [de niveau master] qui reconnaît la possibilité à un infirmier de réaliser des pratiques dites avancées, au-delà du métier socle d'infirmier.» Afin de mieux coordonner les soins, «ces infirmiers cliniciens seront habilités à assurer, sous certaines conditions, la prescription

(24) *Infirmiers.com*, 2 octobre 2012, «Cancérologie – Quid de l'infirmière de coordination».

[...] d'examens de suivi des traitements, de traitements complémentaires et de support, ainsi que la reconduction ou l'adaptation de traitements spécifiques[25] ». C'est une bonne initiative : les pouvoirs publics prennent enfin conscience de la nécessité d'inventer de nouveaux métiers pour répondre aux mutations majeures du secteur de la santé. Attention toutefois à ce qu'elle ne reste pas lettre morte.

En effet, cette problématique n'est pas nouvelle. Depuis une dizaine d'années, plusieurs rapports nous ont alertés sur ce point. Le professeur Yvon Berland avait déjà mené une réflexion en 2003 sur la « coopération des professions de santé » ainsi que le « transfert de tâches et de compétences ». Il a prolongé ses travaux en 2011 aux côtés du député Laurent Hénart et de la coordinatrice des soins à l'AP-HP, Danielle Cadet[26]. Eux aussi insistent sur les faiblesses de notre organisation actuelle pour faire « face aux défis futurs » : vieillissement de la population, poids des pathologies chroniques, dépendance, etc.

Ils invitent la France à s'inspirer d'expériences étrangères couronnées de succès. Aux États-Unis, au Royaume-Uni, au Canada, en Finlande ou à Chypre, les infirmières ont vu leurs compétences élargies dans trois directions : « la consultation/diagnostic, l'évaluation clinique et la prescription d'examen et/ou

(25) Plan cancer 2014-2019, « Guérir et prévenir les cancers : donnons les mêmes chances à tous, partout en France », 4 février 2014.

(26) Laurent Hénart, Yvon Berland et Danielle Cadet, « Rapport relatif aux métiers en santé de niveau intermédiaire. Professionnels d'aujourd'hui et nouveaux métiers : des pistes pour avancer », janvier 2011.

de médicaments». En Australie, un pays où la notion de «désert médical» a sans doute plus de sens qu'en France, l'accent a été mis sur les infirmières intervenant dans les zones reculées.

Toutes ces nations ont su innover : elles ont inventé des métiers en accord avec les besoins de leurs sociétés. Elles ont rompu avec la logique qui mène d'un diplôme existant à un métier précis. Elles ont d'abord identifié les carences de leur système de santé. Elles ont ensuite défini les compétences et les métiers dont elles avaient besoin. Et au final, elles ont créé des formations adéquates, éventuellement sanctionnées par un diplôme.

Nous en revenons à notre point de départ : c'est grâce à une formation continue plus ambitieuse et à une refonte des cursus que nous favoriserons l'émergence de ces professions intermédiaires. La création de ces nouveaux métiers n'a cependant d'intérêt que si notre système change vraiment. Il ne s'agit pas de disposer de personnels supplémentaires pour pallier la désorganisation actuelle et la rendre plus supportable. Non, ces nouveaux métiers devront être le socle d'un parcours du patient réinventé. Cessons de nous dire «innovation : toujours dangereuse[27]» et osons proposer des modèles alternatifs ! Mettons notre énergie et notre créativité au service des patients ! À partir de là, la réforme en profondeur de notre système de santé sera envisageable. Le «patient au cœur du système» ne sera plus un slogan politique ou une formule creuse. Ce sera enfin une réalité.

---

(27) Gustave Flaubert, *Dictionnaire des idées reçues*, 1913.

Chapitre VI

Une réforme en profondeur, le patient enfin « au cœur du système »

Mettre le patient « au cœur du système » exige de changer de perspective et d'adopter une approche plus ambitieuse du parcours de soins. Nous devons nous diriger vers un accompagnement et une prise en charge globale du patient, avant et après sa maladie. Les trois maîtres mots des réformes à venir sont les suivants : élargissement, intégration et performance.

En effet, il est nécessaire d'élargir notre champ de vision et d'abandonner notre conception trop administrative de la santé. Nous ne pouvons plus nous contenter de penser en termes d'actes médicaux et d'hôpitaux de court, moyen ou long séjour. Demain, nous serons des fournisseurs de solutions aux patients, pas des fournisseurs d'actes. Nous serons des gestionnaires de santé, pas des gestionnaires d'hôpitaux. Mettons-nous à la place des patients et de l'expérience qui est la leur. Ce qui les intéresse, ce n'est pas la succession d'actes ou la nature de l'établissement dans lequel ils se rendent : ils veulent une coordination de la prise en charge et des solutions qui facilitent leur parcours sur le long terme. Cette dynamique nous impose d'incorporer l'amont et l'aval de l'hospitalisation : la médecine de ville, les soins de suite et de réadaptation, etc.

Car la santé de demain, c'est une santé intégrée. Actuellement, la prise en charge est éclatée dans l'espace et dans le temps. Les modes de paiement concourent à cette fragmentation. Ils « n'incitent pas à la coordination des acteurs[1] ». Avec la tarification à l'activité (T2A) dans les hôpitaux et la classification commune des actes médicaux (CCAM) pour médecins et les soins de ville, nous délimitons des épisodes de soins autonomes. Ces « outils tarifaires financent un acte ou un séjour [...] et non un parcours de soins coordonnés » ou « un besoin ». Quant aux tarifs, « ils ne sont pas calculés en tenant compte de la qualité du service rendu et de la pertinence des actes[2] ». Nous y reviendrons plus en détail lorsque nous évoquerons les apports et les limites de la T2A. Retenons pour le moment qu'une réforme de la tarification serait un levier déterminant pour aller vers un système de santé intégrée. Surtout, la tarification devrait être alignée sur les intérêts des patients : leur récupération, leur retour à l'emploi et tout résultat clinique attestant de leur mieux-être.

---

(1) Ministère des Affaires sociales et de la Santé, « Stratégie nationale de santé. Feuille de route », 23 septembre 2013.

(2) Inspection générale des finances, « Évaluation de la tarification des soins hospitaliers et des actes médicaux », rapport de mai 2012.

Voilà pourquoi la qualité et la performance sont fondamentales. Aujourd'hui, nous acceptons sans sourciller que tous les acteurs soient payés de la même manière, indépendamment de leur talent. Si l'on regarde de près les différents niveaux de complications, d'infections et de reprises chirurgicales entre deux hôpitaux ou deux médecins, donc entre deux patients, on s'aperçoit que le taux de variance est impressionnant. Ce n'est pas tolérable. Nous martelons que notre système est égalitaire. Mais de quelle égalité parlons-nous? De l'égalité des chances d'être soigné, de l'égalité d'accès et de l'égalité de traitement financier, mais certainement pas de l'égalité dans l'excellence des soins.

Nous ne tirons pas le système vers le haut. Pour le transformer, il faut complètement revoir les modes de rémunération. À l'heure actuelle, il n'y a ni sanctions ni incitations : le nivellement est la norme. La bonne et la mauvaise médecine sont payées de la même façon. La seule raison pour laquelle un professionnel excelle dans son art, c'est par éthique et conviction personnelles. Les bonnes pratiques ne sont pas valorisées. Or les acteurs devraient être rémunérés en fonction d'indicateurs de résultats cliniques transparents. Payons mieux ceux qui sont les plus performants et pénalisons ceux qui s'affranchissent des standards de qualité! Au final, considérons que la qualité paye sur le long terme, même si elle coûte cher au début.

Il faut mettre l'accent sur la valeur des soins pour le patient et passer du paiement à l'activité à un modèle de paiement à la qualité : cela mettra d'accord les organismes payeurs et les offreurs de soins pour bâtir une économie intelligente de la santé. Nous pourrions notamment nous inspirer du modèle des *accountable care organizations* (ACO), né aux États-Unis et repris dans plusieurs pays, comme l'Espagne ou Singapour. Ce système s'appuie sur un regroupement des offreurs de soins, une meilleure coordination, une approche globale du parcours des patients, des incitations financières pour les acteurs les plus vertueux, une utilisation accrue des nouvelles technologies et une évaluation par les usagers, qui retrouvent ainsi de la voix dans la définition de leurs attentes et une meilleure maîtrise de leur santé(3). Concrètement, le système des ACO encourage un « paiement à la performance [qui] repose sur trente-trois indicateurs dans les cinq domaines suivants : expérience vécue du patient et des professionnels, coordination des soins, sécurité et qualité des soins, actions de prévention, et [...] mesures spécifiques pour les cas complexes comme les personnes âgées fragiles en risque de perte d'autonomie(4) ».

Élargissement, intégration et performance : ces trois évolutions s'inscrivent dans une logique d'efficience, mais aussi de prévention. Souvenons-nous du célèbre adage, hérité de la médecine traditionnelle chinoise, selon lequel « il vaut mieux prévenir que guérir ». Le *Huangdi Nei Jing,* un ouvrage fondateur composé il y a plus de 2500 ans, distinguait déjà

---

(3) « Accountable care around the world: a framework to guide reform strategies », *Health Affairs*, septembre 2014.

(4) *Lesechos.fr*, 26 février 2013, « Les *"accountable care organizations"*, clés de voûte de la nouvelle organisation des soins de l'Obamacare ».

le bon médecin, qui traite la maladie avant que les symptômes n'apparaissent, du médecin médiocre, qui soigne le patient seulement lorsqu'il est tombé malade. Une distinction similaire existait dans la mythologie grecque. Hygie et Panacée, les filles d'Asclépios, dieu de la médecine, incarnaient chacune un versant de cet art : Hygie était la déesse de la santé et de la prévention, et Panacée la guérisseuse, celle qui soigne tout.

En France, nous vouons un culte à Panacée. Tous les experts répètent depuis des années que notre système de santé est trop curatif et pas assez orienté vers la prévention. Le taux de décès avant 65 ans est le plus élevé d'Europe, et une trop faible part de nos dépenses de santé est allouée à la prévention : 2,1 % contre 2,9 % dans les autres pays de l'OCDE[5]. Ajoutons que nous n'agissons pas assez tôt. Si l'on en croit la célèbre courbe de Heckman[6], le rendement des investissements éducatifs et de prévention est décroissant : leur efficacité diminue dans le temps. L'éducation thérapeutique du patient (ETP)[7] est une excellente chose, mais elle intervient trop tard. En outre, la question des moyens et des dispositifs consacrés à la prévention reste secondaire. Bien qu'elle soit un « élément indispensable d'une politique de

---

(5) France Stratégie, « Quelle France dans dix ans ? Réconcilier l'économique et le social », rapport thématique de juin 2014.

(6) James Heckman est un économiste né en 1944. Ses travaux ont été récompensés par le prix Nobel en 2000.

(7) Selon la définition qu'en donne la Haute Autorité de santé (HAS), l'ETP « vise à aider les patients à gérer au mieux leur vie avec une maladie chronique. Elle est un processus continu, qui fait partie intégrante et de façon permanente de la prise en charge du patient ».

santé publique, la prévention ne constitue pas la formule magique qu'on présente souvent[8] ». Le passage du « *cure* » au « *care* » suppose d'abord d'en finir avec notre tradition « hospitalo-centrique ».

La chirurgie ambulatoire : un vrai sujet et de faux débats

Développer des alternatives à l'hospitalisation conventionnelle est aussi un préalable indispensable, à condition de ne pas se tromper d'objectif. Tout le débat actuel se concentre sur un point : combien nous rapportera la chirurgie ambulatoire ? La querelle d'experts fait rage quant aux économies générées par un développement de ce mode d'hospitalisation. Le bon niveau, est-ce 60 %, 70 % ou 80 % de chirurgie ambulatoire ? Ferons-nous 500 millions, 1 milliard ou 5 milliards d'économies ? Difficile de s'y retrouver car tout le monde y va de son analyse et de son hypothèse.

La Cour des comptes a ouvert le bal, en septembre 2013, en indiquant que nous pouvions gagner 5 milliards d'euros[9]. Mais la Fédération hospitalière de France (FHF) a contredit cette analyse en janvier 2014 avec une estimation de... 570 millions d'euros, soit environ dix fois moins[10]. Plus

---

(8) Claude Le Pen, « La prévention : entre rationalité individuelle et rationalité collective », fiche thématique n° 9, collège des économistes de la santé.

(9) Cour des comptes, « La Sécurité sociale », rapport de septembre 2013, chapitre VIII, « La chirurgie ambulatoire ».

(10) FHF, « Développement de la chirurgie ambulatoire à l'hôpital public : vrais enjeux et faux débats », communiqué de presse du 21 janvier 2014.

récemment, durant l'été 2014, l'Inspection générale des affaires sociales (IGAS) et l'Inspection générale des finances (IGF) ont démontré que le potentiel d'accroissement était limité à 64%, contrairement aux 80 % avancés par la Cour des comptes. Quant à la ministre de la Santé, Marisol Touraine, elle a fixé un objectif de 50 % pour 2016, jugé peu ambitieux par certains. Pour ces controverses de technocrates, nous déployons toujours des trésors d'imagination : rapports en tout genre, comités Théodule et autres spécialités franco-françaises. Mais nous oublions l'essentiel.

En fait, ce n'est pas à la Cour des comptes, à l'IGF ou à l'IGAS de dire s'il faut plus ou moins de chirurgie ambulatoire. L'objectif comptable n'est vraiment pas le sujet. Ces débats masquent l'intérêt même de la chirurgie ambulatoire. Notre but premier n'est pas de réduire les dépenses. Le vrai problème, c'est que nous en sommes à 40 % aujourd'hui et que nous sommes très en retard par rapport aux autres pays de l'OCDE : voilà une réalité tangible ! Il est nécessaire d'aller dans cette voie et de combler le fossé qui nous sépare du reste des nations, un point c'est tout.

Et la principale raison pour combler ce retard, c'est que les patients plébiscitent la chirurgie ambulatoire car ils ont bien compris qu'elle va dans le sens de leur bien-être et de leur sécurité. Un récent sondage a confirmé l'adhésion des Français[11] : 84 % estiment que « c'est le mode d'hospitalisation

---

(11) IFOP, « Les Français et l'ambulatoire : degré de connaissance et image », mai 2014.

de demain» ; 81 % sont favorables à ce qu'il soit plus développé et pensent que c'est «le signe d'une médecine qui progresse». 79 % aimeraient d'ailleurs être mieux informés à son sujet : beaucoup d'entre eux ignorent encore que certains actes médicaux peuvent être réalisés en ambulatoire, comme l'ablation d'une tumeur du sein ou de la prostate, une opération des ligaments croisés du genou ou une hernie. À nous de bien les renseigner, car ils sont conscients de la qualité que l'ambulatoire apporte pour eux-mêmes, leur entourage et le monde du travail. Tant mieux si elle a le mérite de coûter moins cher, mais ce n'est pas notre préoccupation initiale.

Comme souvent, les pouvoirs publics présentent la problématique de la pire des façons. Ils n'encouragent pas les acteurs de la santé à soutenir le développement de l'ambulatoire. Dans un secteur aussi réfractaire au changement, si nous n'expliquons pas pourquoi nous engageons telle réforme, les barrières resurgissent immédiatement. Les intérêts demeurent tellement divergents entre les médecins, les hôpitaux, les cliniques, le ministère et les technocrates que tout concourt à freiner les transformations. Si nous ne donnons pas du sens aux réformes, elles échoueront. Dans le cas de l'ambulatoire, c'est l'intérêt même du patient qui est en jeu. C'est un objectif auquel chacun peut souscrire, par-delà les désaccords. Oublions combien cela nous rapportera et recentrons-nous sur l'amélioration du parcours des patients.

Répondre aux besoins du patient en ambulatoire, c'est repenser l'organisation de la prise en charge. J'ai souvenir d'une visite à Boston, il y a quelques années, dans un établissement entièrement dédié à l'ambulatoire. J'ai d'abord été très étonné car il s'agissait d'une clinique sans lits : c'était un plateau technique, un centre autonome ouvert le matin et fermé le soir, situé à quelques kilomètres de l'hôpital auquel il était rattaché administrativement. J'ai demandé à mes interlocuteurs pourquoi ils avaient séparé ce service du reste de la structure. Ils m'ont expliqué que, dans ce métier, il fallait séparer les flux et s'affranchir de certaines tentations, comme la possibilité d'hospitaliser le patient.

Le fait d'éloigner la chirurgie ambulatoire de l'hôpital met l'accent sur l'anticipation des besoins. Il n'y a pas de filet de sécurité. Avant que le patient ne soit admis, les professionnels se posent un certain nombre de questions : est-il éligible ? La situation permet-elle une prise en charge ? L'heure de l'opération est-elle bien choisie ? Si l'on considère que le patient restera un temps donné, on s'organise différemment et en amont. Quant à la communication, elle est beaucoup plus claire : le patient sait quand il arrive, quand il repart et il peut s'organiser en conséquence. Dans l'établissement de Boston, il n'y a presque jamais de transfert en hospitalisation; avant cette séparation, les médecins y recouraient plus fréquemment. Une tension est mise sur l'organisation : rien n'est laissé au hasard; l'improvisation laisse la place à l'anticipation. Conçue de la sorte, la chirurgie ambulatoire procède d'un véritable renversement de perspective. Aux États-Unis, un pays où la part de l'ambulatoire grimpe au-dessus des 80 %, la chirurgie ambulatoire s'effectue de plus de plus en dehors de l'hôpital, dans ces centres indépendants ou autonomes, les *ambulatory surgery centers* (ASC) : au nombre de 6 000, ils réalisent environ 40 % des actes chirurgicaux et permettent de dégager des économies sensibles par rapport aux interventions effectuées dans les hôpitaux traditionnels.

Ces exemples démontrent combien nous nous trompons de cap. Dans une interview accordée au journal *La Marseillaise*, j'avais eu l'occasion de dire que nous possédons trop d'hôpitaux et de cliniques[12]. Nous continuons de créer des établissements surdimensionnés alors que nombre de lits sont inoccupés. Pourtant, chacun s'accorde à reconnaître que le développement de l'ambulatoire ira de pair avec une remise en cause fondamentale des structures actuelles. Il faudra repenser la gestion de nos capacités d'hébergement, des ressources humaines et de la logistique[13]. Nos établissements, tels qu'ils existent, ne sont pas conçus pour ce mode d'hospitalisation. Au fond, la question n'est pas de rationner l'offre, mais de la changer ! Un déploiement à grande échelle de l'ambulatoire sera impossible si nous n'admettons pas que les structures en place sont inadaptées et que notre vision de l'hôpital est anachronique. D'ailleurs, quand on évoque la chirurgie ambulatoire, on parle encore, en langage administratif, d'alternative à l'hospitalisation : dans les faits, c'est

---

(12) Lamarseillaise.fr, 4 avril 2013, « Il y a trop de cliniques, trop de lits, trop d'hôpitaux en France ».

(13) Le rapport de l'IGF et de l'IGAS sur notre potentiel de développement en ambulatoire soulève clairement ce point.

l'hospitalisation que nous devrions considérer comme une alternative à la chirurgie ambulatoire !

Le cas de l'aval des urgences est également emblématique de nos travers. Certaines images, comme les brancards dans les couloirs d'hôpitaux, frappent l'imaginaire commun : le symbole de services d'urgences débordés par l'afflux de patients. Dans cette perspective, nous finissons par considérer qu'il n'y a pas suffisamment de lits pour accueillir les personnes qui viennent aux urgences. La ministre de la Santé a donc fait de ce problème une priorité en annonçant la création de « gestionnaires de lits » pour désengorger les services[14].

Hélas, c'est une fausse piste. Il faudrait presque considérer qu'un bon service d'urgence a un taux d'hospitalisation minime. Car en réalité, l'hospitalisation est souvent utilisée pour reporter le problème au lendemain. Parfois, nous n'avons pas de professionnels disponibles pour le diagnostic. D'autres fois, c'est la radiographie ou le scanner qui ne fonctionne pas. Les bonnes excuses ne manquent jamais. Étant donné que nous avons des lits disponibles, nous les occupons : c'est une solution de facilité pour les urgences. Or, comme nous l'avons montré au chapitre III, il n'y a rien de plus prévisible qu'un service d'urgences. À l'instar de l'ambulatoire, le remède consisterait plutôt à anticiper et se préparer bien en amont. Ces dysfonctionnements doivent nous

(14) *20minutes.fr*, 27 avril 2013, « Urgences : Marisol Touraine lance un programme pour gérer les lits à l'hôpital ».

inviter à entièrement redéfinir notre vision et notre modèle d'organisation de l'hôpital.

En finir avec l'hôpital ? De « l'hôpital silo » à un espace d'interface

Quand nous pensons à l'hôpital, nous avons en tête des établissements de court, moyen ou long séjour. Selon le type de prise en charge, nous parlons de médecine chirurgie obstétrique (MCO), de soins de suivi et réadaptation (SSR) et d'établissement d'hébergement pour personnes âgées dépendantes (Ehpad). Tout cela est lié à la définition historique de l'hôpital : c'était un lieu d'hébergement qui s'est progressivement transformé en structure dédiée au traitement des malades. La durée de séjour du patient est censée caractériser le type de soins, la typologie de l'établissement et sa catégorie administrative.

Le jugement que nous portons sur l'hôpital est aussi conditionné par sa taille. Dans nos représentations collectives, nous mesurons l'importance d'une organisation à l'aune du nombre de lits dont elle dispose. Là encore, nous continuons de regarder l'hôpital comme une structure d'hébergement. Et nous ne prêtons pas assez d'attention aux patients. Quel manager sait spontanément combien il accueille de patients ? Aucun ou presque, car nous ne nous focalisons pas sur les usagers, mais sur les moyens que nous leur consacrons. Il n'est qu'à voir les chiffres clés du secteur et les statistiques que nous utilisons : les lits, l'activité, les séances, les consultations, etc. Nous n'évoquons quasiment jamais les personnes. C'est un peu comme si Free, Orange ou SFR mesuraient leur activité en nombre de coups de fil et de minutes passées en ligne, au lieu de mentionner leurs abonnés ! C'est évidemment regrettable.

Élisabeth Hubert, ancienne ministre et présidente de la Fédération nationale des établissements d'hospitalisation à domicile (Fnehad), a d'ailleurs noté que le retard de la France en matière de chirurgie ambulatoire tenait au caractère trop hospitalo-centré du monde sanitaire et à la « confusion entre hospitalisation et hébergement[15] ». « En conformité avec le génie français, nous avons préféré un système compliqué à des systèmes simples », ironise-t-elle à juste titre.

Dans le domaine qui lui tient à cœur, l'hospitalisation à domicile (HAD), les problèmes sont de même nature. Nous avons mis une étiquette sur l'HAD sans savoir de quoi nous parlions : nous la confondons avec des dispositifs réservés aux personnes âgées et nous n'informons pas assez le grand public sur ses bienfaits, à la fois économiques (son coût est de « 200 euros par jour, contre 705 pour une hospitalisation complète ») et humains[16]. Quant aux praticiens

---

(15) Assemblée nationale, Commission des affaires sociales, Compte rendu n° 48, audition de Mme Élisabeth Hubert du 3 juin 2014.

(16) En réalité, comme l'explique le site HAD France, « l'hospitalisation à domicile concerne des patients malades de tous âges, atteints de pathologies graves aiguës ou chroniques, évolutives et/ou instables qui, en l'absence de prise en charge par une structure d'HAD, seraient hospitalisés en établissement de santé avec hébergement ».

libéraux et aux hôpitaux, ils craignent que l'HAD ne concurrence directement leur activité. Une nouvelle fois, nous mettons de côté l'intérêt des patients pour de mauvaises raisons. Car l'HAD a bien des vertus : elle privilégie la coordination entre professionnels de santé et évite des déplacements inutiles aux malades.

Les bonnes pratiques de l'HAD, dont bénéficient plus de 80 000 patients par an, nous indiquent qu'il existe des alternatives crédibles à l'hôpital. Comme nous le disions, nous sommes passés d'une structure d'hébergement à une structure de traitement. N'est-il pas temps de franchir une nouvelle étape? Pourquoi ne pas imaginer l'hôpital comme un espace d'interface, un lieu de coordination? Passons d'une logique de spécialisation verticale à un principe d'équipes qui coordonnent la prise en charge, soignent et orientent le patient ainsi que sa famille. Renonçons à notre structure en silo : actuellement, ce sont les patients qui vont au médecin, et non l'inverse. Entre les différentes étapes administratives, d'admission et de soins au sein de l'hôpital, le patient effectue un véritable voyage dans l'espace et dans le temps : cela relève le plus souvent du périple ou de l'odyssée. Nous devons donc réorganiser le parcours autour des patients et de leurs besoins : il s'agit d'adapter nos équipes et les ressources mises à disposition des usagers, de devancer leurs attentes et de nous organiser autour d'eux, pour faire de l'hôpital un espace d'interface.

Là encore, n'hésitons pas à nous inspirer de modèles qui ont fait leurs preuves hors de nos frontières, comme celui de la Martini Klinik, en Allemagne[17]. À l'université de Hambourg, en 2003, un groupe d'urologues, emmené par le professeur Hartwig Huland, a décidé de s'interroger sur l'organisation de la prise en charge des patients atteints d'un cancer de la prostate. Ils n'étaient pas satisfaits de l'organisation traditionnelle de l'hôpital universitaire autour de spécialités et de chefs de service; selon eux, elle ne permettait pas une bonne prise en charge des patients. Ils ont réussi à convaincre l'établissement qu'il fallait bouleverser cette organisation, la remettre autour du patient et se focaliser sur la prise en charge de cette pathologie dans un nouveau bâtiment dédié, avec cinquante-huit lits et quatre salles d'intervention. En 2005, leur initiative a donné naissance à la Martini Klinik, dont le nom rend hommage au docteur Martini, un médecin des quartiers populaires de la fin du XIXe siècle : il s'agit du seul centre européen dédié exclusivement au diagnostic et au traitement du cancer de la prostate.

De plus, il est devenu, en 2013, l'établissement le plus important au monde dans la prise en charge de cette pathologie, avec plus de 2 200 prostatectomies radicales (ablations de la prostate) à son actif : en comparaison, 80 % des 400 centres allemands qui pratiquent cette intervention n'effectuent pas plus de 300 opérations par an. Ce volume très élevé permet de combiner l'excellence de la prise en charge

---

(17) Michael Porter, Jens Deerberg-Wittram et Clifford Marks, « Martini Klinik: prostate cancer care », *Harvard Business Review*, juin 2014.

pour le patient et un environnement d'exception pour la recherche. En fait, la Martini Klinik attire, grâce à son modèle unique, des patients venus de toute l'Allemagne et même de la planète entière.

Pour en arriver là, un écosystème spécifique a été créé autour du patient : les médecins, les spécialistes, les infirmières et les administratifs œuvrent de concert, en amont, et surtout en aval de la prise en charge, pour offrir une qualité de soins optimale et un suivi sur le long terme. Le travail en équipe, l'échange régulier d'expériences, la comparaison, l'évaluation et la formation continue sont au cœur de ce modèle. Par exemple, les professionnels de la Martini Klinik se réunissent tous les jours à 7 heures pour évoquer les cas les plus compliqués de la veille, préparer le travail de la journée et faire progresser la coordination des équipes; de même, des réunions hebdomadaires sont consacrées à une revue de la littérature médicale existante, tandis que des points mensuels sont dédiés à l'évaluation des résultats cliniques des malades. En envoyant régulièrement des questionnaires aux patients, afin de mesurer leur état de santé une semaine, trois mois, puis tous les ans après l'intervention, la Martini Klinik ajuste ainsi en permanence son organisation et ses techniques, sans jamais se départir de son objectif prioritaire : améliorer la qualité de prise en charge. Grâce à ce programme, qui fait partie intégrante de leur protocole, plus de 12 000 personnes sont ainsi suivies depuis 2005.

En outre, tout le spectre des options thérapeutiques est présent sous un même toit, ce qui permet une « super-spécialisation » des praticiens, mais aussi du personnel soignant et non soignant, ainsi que la maîtrise de techniques chirurgicales de pointe. Ajoutons que l'aspect humain n'est pas négligé : des rencontres avec des psychologues et avec les familles ont été institutionnalisées pour aider les malades à mieux appréhender leur traitement et les interventions chirurgicales subies.

Les patients tirent un bénéfice direct de l'augmentation des volumes et de cet accompagnement au long cours : contrôle de la qualité, mieux-être, amélioration des résultats fonctionnels et oncologiques. Ainsi, en termes de troubles érectiles et de problèmes d'incontinence, deux complications très fréquentes après une prostatectomie radicale, la Martini Klinik offre des résultats bien supérieurs à la moyenne nationale : par exemple, moins de 35 % des patients souffrent de dysfonctions érectiles un an après l'intervention, contre 75 % en Allemagne; quant au taux de continence après intervention, il a grimpé de 80 % à 93,5 % en quelques années, alors qu'il ne s'établit qu'à 56,7 % dans le pays.

Concernant la communauté des urologues, cet environnement constitue une formidable opportunité pour le perfectionnement de leurs pratiques et la conduite de leurs travaux de recherche : les cas traités sont suffisamment nombreux et l'introduction de nouvelles thérapies est ainsi accélérée; avec une cinquantaine d'articles publiés en 2012 dans de prestigieuses revues scientifiques, les spécialistes de la Martini Klinik sont des références internationales. Enfin, précisons que ces très bons résultats cliniques n'ont pas occasionné de surcoût pour l'assurance maladie allemande, ce qui permet également à la société de récolter les fruits de ce modèle d'excellence.

Prenons maintenant un autre cas intéressant, centré sur l'organisation en amont de la prise en charge de personnes âgées et fragiles. À l'instar de la Martini Klinik, la société CareMore[(18)], implantée aux États-Unis, renouvelle l'approche du parcours de soins en se focalisant sur les attentes des patients et l'amélioration de leurs résultats cliniques, selon une logique d'efficience. Son modèle a lui aussi le mérite d'illustrer le paradoxe apparent que tous les responsables politiques de la santé cherchent à résoudre depuis des années : comment augmenter la qualité des soins tout en dépensant moins pour la santé? Au début des années 1990, le docteur Sheldon Zinberg, un gastro-entérologue de la région de Los Angeles, a développé une intuition assez simple : la baisse des coûts découle naturellement d'une meilleure organisation des soins et d'un changement de paradigme dans la prise en charge.

Concrètement, comment a-t-il fait? Il est d'abord parti du principe de bon sens que nous rappelions en début de chapitre : il vaut mieux prévenir que guérir; résoudre un

---

(18) Tom Main et Adrian Slywotsky, « The quiet health-care revolution », *theatlantic.com*, novembre 2011.

problème en amont, pour 1 dollar, est plus intéressant que de le faire en aval, pour 30 dollars. De la sorte, il a amorcé une réflexion en profondeur sur la réorganisation du parcours de soins. Constatant que la majorité des coûts était liée à des sujets âgés, souffrant de polypathologies ou de pathologies chroniques, il s'est attelé à la mise en place d'un système de soins coordonnés qui se focaliserait très tôt sur ce type de patients. Il a donc créé CareMore autour d'un modèle populationnel qui privilégie l'action auprès de cette catégorie de patients. Il a également inventé la notion de praticien *« extensivist »* : ce professionnel coordonne dès le début le parcours de soins du malade et considère la prise en charge de ce dernier dans sa globalité, et non comme une somme de symptômes. C'est un médecin généraliste, spécialisé en gériatrie, qui s'adapte aux besoins d'une population spécifique, dans une logique d'anticipation.

Pour mieux anticiper le futur parcours de soins, des actions de prévention qui n'entrent pas dans les attributions traditionnelles d'un médecin « classique » ont été déployées : par exemple, coordonner le passage d'une manucure pour prévenir les chutes dues aux ongles de pied trop longs, ou encore s'assurer que les patients diabétiques vont tout de suite faire soigner leurs plaies superficielles afin d'éviter des complications ultérieures allant jusqu'à l'amputation. Le concept de cette prise en charge consiste à concentrer l'intensité de soins très en amont, afin de la réduire par la suite : tout l'inverse du modèle traditionnel de prise en charge.

Au total, tout le monde s'y retrouve : le patient (et son entourage, évidemment), qui est pris en charge dès le début par un professionnel de haut niveau, bénéficie d'un bilan global de la situation et passe un moment privilégié avec le médecin afin de préparer la suite du parcours de soins. Le niveau de satisfaction des patients, mesuré par le NPS, est bien supérieur à celui des modèles traditionnels. Le praticien est également valorisé : il déploie une large palette de talents, au-delà de son seul savoir-faire médical, en insistant notamment sur sa capacité à communiquer et à gagner la confiance des patients, un élément essentiel pour le respect du futur parcours de soins. Quant au payeur, qu'il soit public ou privé, il avance des statistiques flatteuses au sujet de ce modèle développé dans 26 centres californiens et qui prend en charge plus de 50 000 patients : 15 % d'abonnés à CareMore en plus chaque année depuis 2010, 24 % d'hospitalisations en moins, des séjours plus courts de 38 % et un coût global inférieur de 18 %.

Si CareMore supporte des coûts de coordination et de services supplémentaires en début de chaîne, le gain réalisé en aval lui permet de trouver les marges de manœuvres pour développer son modèle. Ainsi, la société vient d'être rachetée par l'assureur santé WellPoint, qui compte 34 millions de membres : l'objectif est désormais de gagner l'ensemble du territoire américain, et pourquoi pas d'exporter ces bonnes pratiques à l'international.

Parallèlement au développement de ces modèles alternatifs, il s'agit aussi de changer nos objectifs : nous devons combiner une médecine de *front office* et une médecine de *back office*. Avec les exemples de CareMore en amont, et de la Martini Klinik ou des centres de chirurgie autonomes en aval, nous disposons de pistes concrètes pour renouveler l'organisation des soins en ce sens. Nous devons prendre conscience que l'hôpital appartient tout à la fois à l'univers des services et de l'industrie. Il faut donc renforcer chacune de ses composantes : une culture du service pour satisfaire les patients et une logique plus industrielle en termes de technologies, de *process* et d'innovations thérapeutiques. Avec la médecine de *front office,* nous retrouverons une relation au patient que nous sommes en train de perdre en l'absence d'un réel travail d'équipe et d'une meilleure coordination. Ainsi, nous aurons besoin de personnels qui assurent l'interface entre les offreurs de soins et les patients : cette tâche capitale sera dévolue aux nouveaux métiers de la coordination. Avec la médecine de *back office,* nous serons plus opérationnels et nous répondrons aux défis de l'industrialisation du monde médical, notamment autour de la prise en charge des pathologies chirurgicales et aiguës.

Tarification et gouvernance : promouvoir la coordination, la qualité et l'efficience

Le tout est de valoriser ceux qui sont en charge du *front office,* médecins compris. Autrefois, il existait une distinction entre arts libéraux et arts mécaniques. Les médecins appartenaient à la première catégorie, jugée plus noble, et les chirurgiens à la seconde[19]. Désormais, les médecins généralistes sont hélas parmi les professionnels de santé les plus défavorisés. Cette dévalorisation concerne à la fois son statut et sa rémunération. Comme le précise Guy Vallancien, «il y a autant de spécialistes que de généralistes, et cette mauvaise répartition des tâches a inexorablement entraîné une dégradation des responsabilités dans la chaîne de soins : l'infirmière change les draps, ce qui est le travail de l'aide-soignante, le médecin généraliste prend la tension artérielle, ce qui est le travail de l'infirmière et le spécialiste fait le diagnostic, ce qui est du ressort du généraliste ![20] ». Dans les faits, nous aurions besoin de davantage de médecins généralistes, coordonnateurs ou stratèges. Qu'importe la terminologie employée : il est impératif de réhabiliter le *front office* clinique ou médical.

Au fond, au vu de la transition épidémiologique en cours et du développement des pathologies chroniques, ces professionnels auront une responsabilité accrue dans la qualité et l'efficience de notre organisation : ils se situeront à la confluence des spécialistes, des structures de soins, des assureurs et des patients. Voilà pourquoi il faudra bien les

---

(19) Comme le rappelle un rapport du Conseil économique et social de 2005, «L'hôpital public en France : bilan et perspectives», dans un passage consacré à l'histoire de l'hôpital, «la lutte de pouvoir entre les médecins et les chirurgiens se manifeste dans l'enseignement de ces deux disciplines. Alors que la médecine relève des "arts libéraux", qui définissent la connaissance et les professions, la chirurgie relève des "arts mécaniques", qui définissent des pratiques et des métiers».

(20) Guy Vallancien, «La média-médecine», *Le Débat*, n° 148, 2008.

valoriser. Car aujourd'hui, les modes de paiement ne tiennent pas compte du temps consacré à l'écoute, à l'accompagnement et à tout ce qui ne relève pas directement des soins. C'est l'un des paradoxes des progrès accomplis ces dernières années, notamment pour les modes de paiement : tout ce qui n'est pas lié à un acte médical est dévalué.

Pourtant, la mise en place de la T2A fut un progrès. Avant, nous payions pour l'existence d'une structure indépendamment des actes qu'elle produisait. Avec la T2A, nous avons remis l'accent sur la production de soins. L'idée de productivité est enfin devenue importante. À juste titre, nous avons considéré qu'il fallait rémunérer plus ceux qui produisaient plus. Cette réforme a introduit une dynamique d'efficience et un paiement plus adapté aux évolutions et besoins du système.

Mais il faudrait aller plus loin. Comme nous l'indiquions en préambule, nous aurions besoin de décloisonner la prise en charge, de coordonner les acteurs et d'intégrer tous les épisodes du parcours de soins. Actuellement, la prise en charge est saucissonnée dans son remboursement : tout cela ne crée pas les conditions pour travailler ensemble, de manière transversale et à chaque étape du parcours du patient. Les acteurs sont payés sur des échelles différentes, souvent par des acteurs distincts. Or la tarification devrait être au service d'une réorganisation du système, de son décloisonnement et de l'amélioration de la situation des patients. Il existe des pistes, telles que le paiement forfaitaire et à la performance, pour passer d'un paiement à l'activité à un paiement à la qualité.

Comme le notent Robert Kaplan et Michael Porter[21], une réforme efficace des systèmes de rémunération suppose de renoncer au paiement à l'acte et d'y substituer un remboursement axé sur la valeur des soins : il s'agit de récompenser les offreurs de soins qui délivrent les soins de meilleure qualité, au plus bas coût et sur le long terme. Pour ce faire, il est indispensable de disposer d'une vision globale de la prise en charge et d'en finir avec la fragmentation de l'offre, l'un des principaux obstacles à la mise en place de forfaits. Il faut également mieux cerner la valeur des soins et en mesurer les résultats, à partir d'indicateurs cliniques : la santé retrouvée, le degré et le processus de récupération, ainsi que la durabilité du bien-être, et ce au niveau de chaque patient.

L'avantage d'un tel système, c'est que de meilleurs résultats sont souvent synonymes de coûts réduits : par exemple, avec des diagnostics plus précoces, nous diminuons le coût total de prise en charge tout en évitant au patient un parcours de soins trop complexe. Nous en revenons à l'idée énoncée en début de ce chapitre : le passage du *«cure»* au *«care»*, c'est avant tout une question de réorganisation du système et de prise en charge globale, en amont et en aval de la maladie.

---

(21) Robert S. Kaplan et Michael E. Porter, «How to solve the cost crisis in health care», *Harvard Business Review*, septembre 2011.

À l'institut Montaigne, dans le cadre d'un groupe de travail sur la réforme des modes de paiement en France, nous en sommes arrivés à des conclusions similaires. Si nous voulons instaurer un forfait par épisode de soins, il est nécessaire d'intégrer les objectifs de qualité et de performance. Par exemple, les réadmissions pour un motif identique peuvent être comprises dans le forfait. Dans certains pays, comme le Royaume-Uni ou l'Allemagne, elles sont directement à la charge de l'offreur de soins. Le mode de paiement incite les acteurs de santé à prodiguer des soins de qualité et à répondre à une logique d'efficience.

Une expérimentation menée par le comté de Stockholm, depuis 2009, illustre bien les avantages que l'on peut retirer d'un système de paiement par épisode de soins, centré sur la qualité et l'efficience, et appelé couramment *bundled payment*. À l'origine, le comté de Stockholm était confronté à un problème majeur : le délai d'attente pour les interventions de prothèse de la hanche atteignait parfois deux ans. Le modèle en place péchait également par son organisation peu efficiente et son contrôle de la qualité des soins largement perfectible. Pour lutter contre de tels défauts, un nouveau mode de paiement a été instauré à titre expérimental. Avant 2009, il existait un système de T2A, avec des limitations en volume : les tarifs étaient dégressifs au-delà d'un certain seuil[22].

---

(22) Sources : institut Montaigne ; Peter Lindgren, « Packaged pricing », Karolinska Institutet, avril 2013.

Ainsi, l'introduction du *bundled payment* a d'abord été testée pour des patients, dits ASA 1 et ASA 2[23], dont les cas étaient jugés moins graves. Des offreurs de soins privés ont accepté d'être payés selon ce schéma inédit, tandis que les patients restaient libres de choisir parmi ces derniers. Le forfait pour la prothèse de hanche, fixé à un peu plus de 6 000 euros, comprenait les visites préopératoires, les examens biologiques et radiologiques, l'intervention chirurgicale, les visites postopératoires et les éventuelles reprises d'intervention dans les deux ans.

L'impact de cette expérimentation a été jugé très positivement par les patients, avec un taux de satisfaction de 98 %, mais aussi par les médecins et les offreurs de soins : le nombre de personnes obtenant une intervention dans les trois mois a augmenté de manière significative et les événements indésirables ont diminué, tandis que le *process* de prise en charge, repensé et rationalisé, a favorisé une meilleure coordination du parcours de soins. Quant aux gains d'efficience, ils sont au rendez-vous : le coût moyen par patient a chuté de 20 %, les visites médicales sont en recul de 7 % et le comté de Stockholm a enregistré une baisse totale des coûts malgré l'augmentation du volume d'activité. En fait, un tel système participe bel et bien à l'alignement des intérêts entre patients, praticiens et offreurs de soins que nous appelons de nos vœux : la focalisation sur les résultats pour le patient, couplée

(23) La classification ASA, qui va de 1 à 6, correspond à l'état de santé du patient avant l'intervention.

à la réduction des complications, favorise une meilleure utilisation des ressources.

D'ailleurs, les Suédois travaillent actuellement à la généralisation de cette expérimentation à d'autres pathologies et interventions, au niveau national. Ils comptent en outre introduire un élément d'innovation encore plus intéressant : il s'agit d'ajouter au tarif standard de la prise en charge – calculé en fonction des coûts moyens liés aux prestations, aux complications et à la marge pour les offreurs de soins –, un système de bonus/malus. Ce dernier sera établi sur la base des résultats obtenus pour chaque patient. Deux questionnaires permettront d'apprécier la qualité ressentie par l'usager : l'un, juste après la sortie, pour mesurer la qualité d'organisation de la prise en charge ; l'autre, un an après l'intervention, pour évaluer les résultats cliniques. Cette innovation ne pourra que renforcer les effets salvateurs et positifs de ce système de paiement, sur le long terme.

Toutefois, la réforme des modes de paiement suppose également de repenser la gouvernance de notre système de santé. En France, aucun choix clair n'est effectué entre les différents échelons de compétences. Il y a un véritable hiatus entre les recommandations nationales et leur application locale. Contrairement aux pays voisins, nous n'avons pas transféré les compétences et les budgets de santé aux échelons locaux. En Italie, en Espagne ou en Allemagne, celui qui pilote est celui qui tient les cordons de la bourse. En Italie, par exemple, le ministre de la Santé édicte les normes, règle les grandes crises sanitaires et impulse certaines lois de portée nationale, comme l'interdiction de la cigarette dans les lieux publics. Mais le pilotage de la santé est une compétence des régions, qui bénéficient d'une véritable autonomie politique. Chacune dispose ainsi de sa propre autorité régionale de santé, et surtout de la maîtrise de son budget, qui est consacré à 80 % à la santé. Les responsables politiques déterminent les besoins de la population à leur échelon et le montant des ressources nécessaires : ils ont la capacité à lever des impôts locaux si le transfert entre État et régions n'est pas suffisant. Cette organisation de financement est extrêmement efficace, notamment dans la période de crise actuelle. Les régions sont en première ligne : elles sont l'interlocuteur privilégié des patients sur le terrain et doivent concilier une exigence de qualité des soins avec un impératif d'économies. De la sorte, les décisions ne sont pas prises uniformément, au plan national, mais en fonction des spécificités locales.

En France, les choses sont bien différentes : le ministère de la Santé et ses agences au niveau national concentrent l'essentiel des pouvoirs. Avec les Agences régionales de l'hospitalisation (ARH), créées en 1996 et remplacées en 2009 par les Agences régionales de santé (ARS), nous avons certes mis en place un échelon local : ce fut un progrès dans l'architecture institutionnelle, mais hélas, les ARS ne possèdent aucune marge de manœuvre financière[24]. C'est la Caisse

(24) Comme l'avait relevé la Cour des comptes dans son rapport 2012 sur la Sécurité sociale, les ressources réparties par les ARS équivalent à 42 milliards d'euros. Cependant, «l'ARS ne dispose d'un véritable pouvoir de décision que sur une très faible part d'entre elles» : 2,9 milliards.

nationale d'assurance maladie (CNAM) qui contrôle les ressources. Nous avons un Objectif national de dépenses d'assurance maladie (Ondam), mais pas d'équivalent régional.

L'idée d'introduire des Objectifs régionaux de dépenses d'assurance maladie (Ordam) ou de renforcer l'autonomie budgétaire des ARS suscite des levées de boucliers[25]. En somme, « l'efficacité des ARS est largement entravée par un interventionnisme permanent de l'échelon central » : elles restent des « bras armés de l'État[26] », dans la plus pure tradition jacobine. Or il serait souhaitable d'allouer les ressources en fonction des besoins de chaque région et de s'adapter aux problématiques locales de santé. Comme le souligne Benoît Péricard, directeur des activités santé du cabinet KMPG, la réforme territoriale est aussi « une opportunité pour la restructuration des hôpitaux » : réduction du nombre de plateaux techniques (300 contre les 1200 structures en place) et émergence d'établissements de haut niveau, tournés vers l'excellence de soins.

Précisons que d'autres écueils de gouvernance nous empêchent d'avancer. Le partage d'informations entre tous ces acteurs demeure lacunaire ou inexistant. De plus, l'État est à la fois régulateur et offreur de soins, ce qui n'est pas sans soulever des conflits d'intérêts. À ce sujet, j'ai souvenir d'un

---

(25) *Lequotidiendumédecin.fr*, 4 février 2014, « Le spectre des ORDAM fait bondir la CSMF ».

(26) Benoît Péricard, « La réforme territoriale, une opportunité pour la restructuration des hôpitaux », *slate.fr*, 20 mai 2014.

échange avec un haut responsable de la santé, au niveau régional, qui m'avait soutenu que sa principale priorité, c'était de sauver et développer un hôpital surdimensionné qui venait d'ouvrir ses portes, mais dont tout le monde s'accordait à dire qu'il n'aurait jamais dû exister, car c'était tout sauf un modèle d'organisation et d'efficience : ce jour-là, j'avais émis des doutes sur son impartialité...

Enfin, ajoutons que la gouvernance de la médecine de ville et celle de l'hôpital restent scindées : la première dépend de l'assurance maladie, et la seconde de l'État. Rien ne concourt à l'efficience du système, à sa simplification et à sa réorganisation au profit du patient.

Accepter de se comparer : la France à l'épreuve de son exception

Il faut pourtant se rendre à l'évidence. Nous ne pouvons plus financer l'inefficience, la médiocrité et la désorganisation. Nous n'en avons plus les moyens, et cela mine la pérennité même de l'État : la croissance continue des dépenses de santé est insoutenable et menace d'implosion le système de protection sociale. Dans les années à venir, nous devrons faire mieux avec moins de moyens. Seules les meilleures structures auront le droit de survivre : dans notre société, le sujet est devenu trop important pour que nous continuions à gérer nos établissements et leurs ressources de façon approximative. Mais répétons-le, il ne faut pas se tromper de logique : la baisse des dépenses n'est pas un objectif, ce doit être un résultat. Les dépenses diminueront car l'organisation du système aura changé. C'est pour le bien-être du patient, pas pour les finances publiques ou le profit, que la réorganisation doit s'effectuer !

D'autres pays ont su prendre à bras-le-corps leurs problèmes, en s'inspirant de modèles étrangers et en allant dénicher les bonnes pratiques aux quatre coins du globe. En France, une interrogation demeure. Est-ce que nos dirigeants et nos ministres regardent assez ce qui se passe ailleurs ? Ou considèrent-ils que nous sommes les meilleurs ? Convaincus du caractère sacré de notre exception, nous négligeons les comparaisons internationales. Résultat, nous n'adaptons pas assez vite notre système, alors même que d'autres nations se transforment à une vitesse phénoménale. Lors de la journée de rentrée de la Fédération hospitalière privée (FHP), à laquelle j'assistais le 4 septembre 2014, Guillaume Poitrinal, président du Conseil de simplification pour les entreprises, a soulevé une problématique très intéressante. Il se demandait si la France n'était pas victime d'une religion de la lenteur[27] : notre pays ralentirait à l'heure où l'ensemble du monde accélère. L'idée sous-jacente est que nous gâchons un temps inconsidéré à faire des choses inutiles et à nous compliquer la tâche. Le secteur de la santé ne saurait démentir ce constat.

---

(27) Il défend d'ailleurs cette idée dans l'ouvrage *Plus vite ! La France malade de son temps*, Grasset, 2012.

Prenons l'exemple du passage à la T2A. Mis en place aux États-Unis depuis 1983, sous le nom de *diagnosis related groups* (DRG), le principe de la T2A a été repris, tel quel ou presque, par la majorité des pays européens au cours des années 1990. En France, nous avons éprouvé les pires difficultés pour instaurer ce système, et nous nous y sommes pris beaucoup plus tardivement que les autres, au milieu des années 2000. En outre, il a fallu passer par une très longue période d'expérimentation dans les hôpitaux avec les projets de médicalisation du système d'information (PMSI) avant de se décider à adopter la T2A. Dans ce contexte, il y a fort à craindre que de nouvelles réformes mettent une éternité à voir le jour. Combien d'années attendront les patients pour un système de paiement au forfait ? Serons-nous capables de répondre rapidement aux attentes grandissantes des patients en termes de prise en charge globale et d'accompagnement renforcé, personnalisé et optimisé ?

Ces questions ne sont pas simplement rhétoriques. Elles renvoient à la compétitivité de notre système de santé. Certaines nations intensifient leur concurrence sans que nous prenions toute la mesure du phénomène. Ne pensons pas seulement aux autres pays d'Europe ou aux États-Unis. La menace de déclassement qui nous guette provient aussi des pays émergents. La globalisation fait son apparition dans le monde de la santé. Aujourd'hui, il est plus rapide et efficace de prendre sa voiture du centre de Paris pour aller aux urgences de l'hôpital d'Antony, où il n'y a que dix minutes d'attente sur place, plutôt que de se rendre dans d'autres établissements de la capitale. De la même manière, l'expérience ne sera-t-elle pas, demain, de qualité supérieure, pour un patient français qui prend l'avion afin de se faire soigner dans une destination lointaine ? Nous avons parlé, dans le premier chapitre, de la moindre attractivité de notre pays. Y a-t-il un risque que les Français aillent se faire soigner ailleurs, pas uniquement pour réaliser des économies, mais aussi pour bénéficier d'un meilleur service, rendu au meilleur coût ?

Cette interrogation pourrait sembler fantaisiste. Mais en réalité, plusieurs pays émergents sont déjà devenus des références dans certains domaines de la santé. Prenons l'exemple d'Aravind Eye Care, « le plus grand prestataire mondial d'opérations de la cataracte », étudié dans un ouvrage signé par trois consultants du Boston Consulting Group (BCG)[28]. Cette *success story* commence en 1976, dans le sud de l'Inde, où le docteur Venkataswamy fonde un hôpital doté d'environ 10 lits. Son objectif est de lutter contre la « cécité inutile » : dans son pays, plus de 20 millions de personnes sont aveugles à cause de la cataracte, et ce nombre augmente de 20 % chaque année. Moins de quatre décennies après sa création, son entreprise compte plusieurs établissements sur le territoire, effectue près de 300 000 opérations et traite 1,5 million de malades par an. Le plus étonnant, c'est que « 60 % des patients [...] sont traités gratuitement, ce qui n'empêche pas l'entreprise d'être bénéficiaire ». Ce sont les

(28) Harold Sirkin, James Hemerling et Arindam Bhattacharya, *Globality. En concurrence avec tous, pour tout et partout*, Lignes de repères Éditions, 2009.

patients payants qui financent cette action solidaire et la prise en charge des plus démunis.

Pour bâtir cette réussite, Aravind a établi un modèle innovant dont les maîtres mots sont l'industrialisation, la « spécialisation des tâches », et la qualité. Chaque médecin réalise plus de 4000 opérations de la cataracte par an, contre une moyenne de 400 en Inde. Cette rapidité d'exécution n'est pas le fruit du hasard. Les infirmiers et infirmières s'occupent de la prise en charge des patients avant et après l'opération, tandis que les chirurgiens se concentrent exclusivement sur les interventions de cataracte : les tâches sont réparties de manière complémentaire et selon une logique d'ultra-spécialisation. En outre, ils ont développé une véritable « ligne de production » : chaque salle opératoire est ainsi dotée de deux ou trois tables d'opération pour optimiser les interventions. Quant au matériel coûteux, il est « utilisé 24 heures sur 24 afin d'abaisser le coût par acte chirurgical ». De la sorte, le prix d'une opération se situe en dessous de 20 dollars, environ cent fois moins qu'aux États-Unis et en Europe. Aravind a également ouvert une filiale, Aurolab, qui produit des implants intraoculaires (lentilles) et des « fournitures chirurgicales de haute qualité ». Grâce à une production en grande série, le prix des lentilles est inférieur à 10 dollars en moyenne, contre près de 150 dans les pays occidentaux. Cela permet au fabricant d'exporter ses produits dans 90 pays et de détenir 10 % du marché mondial.

Fort de ses innovations organisationnelles et médicales, Aravind déploie son modèle hors de son pays, notamment au Bangladesh, au Mexique et en Afrique. En définitive, une entreprise de ce type dispose d'une véritable capacité à attirer bien au-delà des frontières indiennes, à inspirer les Européens ou les Américains et à satisfaire les patients des pays développés.

Au-delà de cet exemple, il faut ajouter que les pays émergents ont la chance de bénéficier de véritables sauts technologiques. Ce fut le cas dans le passage au téléphone portable, souvent plus développé que la téléphonie fixe. Pour Internet, « les pays émergents ne passeront pas l'étape "PC" avec câble et ADSL comme les pays développés, mais vont directement connaître l'Internet mobile *via* des smartphones[29] ». De même, la couverture 4G est une réalité quotidienne en Asie, alors que la 3G n'a pas encore pénétré tout le territoire français. Dans ce contexte, la m-santé et la télémédecine sont des relais privilégiés des politiques de santé publique, notamment en Afrique.

En étant à la pointe des progrès technologiques, ces pays parviendront sans doute à attirer les Européens et les Américains jusqu'à eux. Ils seront peut-être en mesure de proposer des plateformes de soins et des interfaces de santé en phase avec les nouvelles exigences des patients. Que feront les Chinois des trois cents à cinq cents hôpitaux qu'ils

---

(29) Jean-Michel Huet, « Les pays émergents et le digital : quelques idées reçues », *lesechos.fr*, 17 mars 2014.

projettent de construire chaque année durant cinq ans ? Des structures proches des nôtres, ou de nouvelles entités, plus modernes et efficientes ? Difficile de le dire, mais nous savons déjà qu'ils innovent. Par ailleurs, ils commencent à s'intéresser de près aux établissements de santé européens : le groupe chinois Fosun, qui a défrayé la chronique en France à l'occasion de l'offre publique d'achat (OPA) lancée sur le Club Méditerranée, a par exemple fait l'acquisition d'une des premières chaînes de cliniques au Portugal, qui gère aussi un hôpital public. Au passage, il est intéressant de noter que cette acquisition intervient à la suite d'une bataille boursière avec des candidats en provenance du Mexique, du Brésil et d'Angola.

Quand on part de rien ou de très peu, on a la liberté d'inventer de nouveaux modèles. C'est la chance des pays émergents. Rien ne les oblige à suivre notre exemple. Ils n'ont pas besoin de construire des structures aussi lourdes que les nôtres. Ils ont la possibilité de créer les centres de soins du futur, tout en puisant certaines des compétences dont nous disposons. Ne partons pas du principe que la meilleure médecine du monde sera toujours en France, en Europe ou aux États-Unis. En paraphrasant le titre d'un ouvrage de Thomas Friedman, nous pourrions dire que la terre est devenue plate[30] et que l'abolition des frontières ainsi que la concurrence généralisée concernent désormais la santé et la médecine. C'est un défi qu'il convient de ne pas négliger.

---

(30) Thomas Friedman, *La terre est plate. Une brève histoire du XXIe siècle*, Saint-Simon, 2006.

La France devra regarder ce qui se passe ailleurs pour rester à la pointe de la santé.

Toutes ces réflexions soulignent l'urgence de nous réformer en profondeur. Le monde bouge et la santé se globalise : l'heure n'est vraiment plus au *statu quo*. Pour rendre notre système de santé compétitif, il faudra briser certains tabous et franchir des caps décisifs. La transformation des mentalités et la prise de conscience collective sont les clefs de notre succès. Franz Kafka écrivait qu'« il y a un but, mais pas de chemin; ce que nous nommons chemin est hésitation[31] ». Cette description correspond assez bien à la situation du système de santé français, figé par l'enchevêtrement des compétences, la frilosité des acteurs, la discordance des intérêts et la complexité administrative. Le chemin semble parfois sans issue; nous tournons en rond, obsédés par nos préoccupations franco-françaises. Pourtant, nous avons tous le même but : le patient. Pour emprunter le bon chemin et ne plus tergiverser, acceptons de bousculer nos mentalités !

---

(31) Franz Kafka, *Préparatifs de noces à la campagne*, 1908-1909.

Chapitre VII

Transformer les mentalités et libérer le potentiel humain

Si nous voulons renouveler le fonctionnement et l'organisation de notre système de santé, définissons des objectifs clairs et choisissons le bon cap. Rappelons-nous l'aphorisme de Sénèque : «Il n'y a pas de vent favorable pour celui qui ne sait où il va.» C'est le risque actuel : naviguer à vue et s'engager dans une énième réforme aux contours incertains. Nous parlons souvent de réduire nos dépenses, de combler les déficits ou d'augmenter les profits. Ce sont des objectifs secondaires, voire de mauvais objectifs. Certes, notre système ne tient plus la route financièrement. Mais c'est la conséquence de notre désorganisation, pas la cause de nos difficultés.

Le véritable défi réside dans notre capacité à donner du sens à la transformation du système. Dans le secteur de la santé, nous avons la chance de disposer de femmes et d'hommes dévoués, compétents et au talent exceptionnel. À nous de libérer ces énergies afin de les mettre au service du changement et du patient ! Or la réalisation de cet objectif suppose de surmonter plusieurs obstacles et de faire tomber certaines barrières, qu'elles soient idéologiques ou mentales.

D'abord, prenons conscience de l'urgence de la situation. Il est impossible de se satisfaire de l'inefficience et des dysfonctionnements actuels. « La France peut mieux faire » et « doit mieux faire », comme l'indique le Mouvement des entreprises de France (Medef)[1]. Ajoutons que la demande de transformation est là : les patients l'attendent plus que jamais. À nous d'y répondre dans les délais les plus brefs, en donnant à la conduite du changement une portée effective.

À ce titre, soyons plus concrets et plus pragmatiques. Nous avons passé des années à organiser des colloques, à réunir des experts, à créer de nouvelles autorités administratives et à écrire des rapports. Mais toutes ces réflexions n'ont guère eu d'intérêt en l'absence de capacité d'exécution et de mise en œuvre. Au fond, nous avons privilégié les constats, parfois lucides, au détriment de l'action. Il est grand temps de passer à la vitesse supérieure.

Soyons clairs, sachons où l'on va et fédérons nos équipes, médicales et paramédicales, autour d'un projet ambitieux en faveur des patients. Dans cette perspective, mettons-nous en tête que les managers auront un rôle clé à jouer dans la transformation de notre édifice de santé. Les meilleures idées peuvent bien germer au sommet de l'État ou dans des

(1) Medef, « Réforme du système de santé : il y a urgence ! », juin 2014.

commissions *ad hoc*, elles n'auront aucun effet si personne n'impulse une dynamique de changement, au quotidien, dans les établissements de santé et au chevet des patients. Surtout, n'ayons pas peur de ce changement et de tout ce qu'il implique dans nos pratiques.

En effet, il faut conjurer nos peurs. Quand on parle de management, de performance, d'efficience, de transformation ou d'évaluation, on a parfois l'impression d'employer des termes suspects ou des mots coupables. Les craintes associées à ce vocabulaire nous paralysent. Or ces expressions mériteraient d'entrer dans le langage courant des professionnels de santé. Elles ne doivent plus susciter la défiance ou l'appréhension. Faisons nôtre la célèbre exhortation de Jean-Paul II, « N'ayez pas peur ! » Le message du pape était un appel à s'ouvrir sur la modernité.

Le parallèle avec l'univers de la santé mérite réflexion. Notre système « hospitalo-centrique », authentique Église moderne, se heurte à l'évolution des patients, de la société, des nouvelles technologies et des innovations thérapeutiques. Mais par crainte du changement et de la remise en cause de soi, nous hésitons à sauter le pas et à nous moderniser pour de bon. Nous nous crispons sur des sujets marginaux et nous rejouons de sempiternels affrontements, qui n'intéressent en rien les patients, tels que l'opposition entre le public et le privé.

Le public contre le privé : une barrière idéologique

S'il est un premier verrou mental à faire sauter, c'est bien celui-là. Opposer le public et le privé est une erreur que nous commettons depuis des décennies. Le moment est venu d'en finir avec cet affrontement idéologique d'un autre âge. Le statut d'un acteur n'est vraiment pas le sujet. Il faut se concentrer sur ce qu'il fait, sur ce qu'il apporte à la collectivité, et non sur ce qu'il est. À cet égard, nous avons d'immenses progrès à accomplir. Car l'antagonisme public/privé limite nos capacités à nous projeter sereinement dans l'avenir et à agir efficacement. Des partenariats se sont certes développés entre établissements, notamment par le biais des groupements de coopération sanitaire (GCS). Néanmoins, le plus souvent par manque de mutualisation des moyens et d'intégration des organisations, ces structures superposent des problèmes au lieu d'en résoudre : doublement des équipes, absence de coordination et de stratégie commune, etc. En fait, il serait nécessaire d'aller plus loin.

À la différence de l'Espagne, du Portugal, de l'Allemagne, de l'Italie ou de la Grande-Bretagne, la France est le seul pays où nous n'avons pas testé un vrai modèle de gestion déléguée des hôpitaux publics. Pourtant, nous pourrions en tirer de nombreux bénéfices. Le cas de l'hôpital italien d'Omegna, situé dans le Piémont, près du lac Orta, offre une parfaite illustration des bienfaits qu'il est possible d'obtenir grâce à cette délégation.

Il convient d'abord de faire un bref rappel historique : cette zone géographique du Piémont compte trois hôpitaux, situés à trente minutes environ les uns des autres, Omegna, Verbania et Domodossola. À la fin des années 1990, aucun d'eux n'était spécialisé et ils enregistraient tous des pertes importantes. Parmi les symptômes des difficultés rencontrées par ces établissements de santé figurait le taux de fuite des patients vivant dans ce bassin de population : il était très élevé, notamment en orthopédie. Beaucoup d'entre eux préféraient même se faire soigner en Lombardie, la région voisine. La fermeture de l'hôpital d'Omegna, le plus petit des trois (120 lits), avait donc été envisagée, car toutes ces structures de prise en charge faisaient double emploi et demeuraient inefficientes.

Or, au début des années 2000, une loi d'expérimentation et de gestion public/privé a été approuvée en Italie. À la suite de cette décision, un appel d'offres pour déléguer la gestion de l'hôpital d'Omegna à un acteur privé a été lancé par l'autorité territoriale de santé : il a été remporté par Générale de Santé (GDS), qui possédait déjà une solide expérience de ce type de coopération, en Italie et dans d'autres pays. Ainsi, la gestion d'Omegna a été confiée en 2002 à une société d'économie mixte, détenue à 49 % par GDS et à 51 % par le public. Cette dernière a été appelée COQ, non pour rendre hommage aux Français… mais comme acronyme de *Centro ortopedico di quadrante*. Plusieurs transformations d'envergure ont été mises en œuvre à partir de cette date.

D'abord, GDS a choisi de spécialiser ce site en orthopédie. Comme nous l'avons démontré avec d'autres exemples, comme celui de la Martini Klinik, cette focalisation et cette spécialisation ont permis d'augmenter le volume et la qualité des soins offerts aux patients. Ainsi, entre 2002 et 2012, l'établissement a connu une très forte augmentation de son activité, qui est passée de 3200 à 6700 séjours annuels, surtout grâce à l'orthopédie (de 1700 à 3800 séjours sur la même période). Quant à l'activité de prothèse de hanche et de genou, elle a plus que triplé, et elle devenue la plus importante du Piémont. Grâce au statut de la société mixte, des leviers d'efficience ont aussi pu être activés. D'abord, la productivité du personnel a augmenté, sans suppression de postes, bien au contraire : nous pouvons nous targuer d'avoir créé 50 emplois en 10 ans. Pour ce faire, les nouvelles embauches ont notamment été réalisées sous contrat de droit privé : alors que seuls 7 % des effectifs étaient sous statut privé en 2002, cette proportion s'élève désormais à 68 %. De plus, nous avons amélioré les conditions d'achats : nous avons par exemple réduit le nombre de fournisseurs, qui est passé de vingt-trois à trois, et renégocié le coût d'achat de la prothèse qui est tombé de 2600 à 1500 euros.

Plus fondamentalement, nous avons transformé l'organisation médicale interne : nous avons rompu avec le fonctionnement vertical, qui s'appuyait sur le chef de service, pour mettre en place des équipes plus transversales, autour du patient et de son parcours de soins. Ces équipes coordonnent le diagnostic, le traitement et la rééducation, dans une dynamique de synergie. Dans ce nouvel environnement, les praticiens libéraux et les médecins publics cohabitent intelligemment, ce qui favorise l'émulation, le partage d'expériences et un climat interne positif.

Les résultats de ce projet ont d'ailleurs été étudiés par un cabinet de conseil, sous l'angle des effets sur le territoire. D'abord, Omegna a été jugé comme l'un des hôpitaux les plus vertueux au niveau régional, en termes d'indicateurs de pertinence des actes. Grâce à une nouvelle organisation médicale et à des protocoles de prise en charge plus efficaces, nous avons réduit la durée moyenne de séjours, qui était de 19 jours, rééducation comprise, et se situe désormais autour de 13 jours, contre 20 en Italie et 30 dans le Piémont. Nous avons également endigué la fuite des patients vers d'autres hôpitaux régionaux et vers la Lombardie. Mieux, nous avons inversé la tendance; Omegna est désormais un hôpital attractif où 3000 patients venus de tout le bassin et de la région voisine se rendent chaque année. Il est aussi devenu l'un des hôpitaux publics les plus rentables en Italie. Sa réorganisation a permis de financer des investissements de modernisation à hauteur de 10 millions d'euros, une activité de formation professionnelle et des travaux de recherche. Consciente de la réussite de ce projet, l'agence régionale du Piémont souhaite poursuivre cette délégation de gestion et l'étendre à d'autres hôpitaux publics.

Plusieurs enseignements peuvent être tirés de cette expérience. Premièrement, le statut de cet établissement a permis d'actionner des leviers d'efficience; cependant, un manager public aurait pu impulser les mêmes changements, à condition qu'on lui en donne les moyens. Nous allons revenir sur ce point, et sur la nécessité de promouvoir un leadership managérial et médical. Deuxièmement, GDS a eu une «chance» : cet hôpital aurait dû fermer et ce contexte particulier nous a permis de recevoir le soutien des politiques locaux et des syndicats. Aujourd'hui, plus personne n'imagine revenir en arrière. Troisièmement, ce modèle a des vertus au-delà du seul hôpital d'Omegna : les deux autres établissements de santé de ce territoire, bien que certaines difficultés subsistent, ont amélioré leurs pratiques et leur organisation. Une fois encore, nous voyons que la concurrence par la valeur a un impact positif, aussi bien à l'échelle de l'établissement que du territoire. En somme, cette délégation de gestion, pratiquée en bonne intelligence, peut servir de référence.

Nous avons d'ailleurs présenté l'exemple de l'hôpital d'Omegna dans le cadre d'une audition devant la commission Larcher, chargée d'élaborer la loi HPST. Malgré l'intérêt qu'a suscité ce modèle chez les membres de la commission, son président a fini par nous dire, de manière un peu laconique et désabusée, qu'il serait très complexe de transposer cette initiative en France… Pourtant, beaucoup de services publics ont été mis en concession dans notre pays : les autoroutes, le transport ferroviaire ou encore l'énergie. Pourquoi pas la santé? La réponse est assez simple : une partie de la classe politique, des syndicats et du monde médical agite régulièrement un chiffon rouge, la privatisation de la santé. Cet argument politicien, qui repose sur une vision clairement hostile au secteur privé, sert surtout de prétexte à la défense d'intérêts particuliers.

Par exemple, l'hôpital est souvent, pour les responsables politiques locaux, le premier employeur de la ville et un outil d'aménagement du territoire. À cet égard, s'il y a bien un «crime» qui a été perpétré en France, c'est le jour où nous avons décidé que le président du conseil d'administration de l'hôpital serait le maire. Ce travers a déjà été dénoncé : par exemple, l'une des premières recommandations des inspecteurs de l'IGAS, à la suite de leur mission de contrôle au sein d'un grand CHU, était d'arrêter de tenir les conseils d'administration de l'hôpital au sein de la mairie. Car ce mélange des genres est tout sauf sain et productif : en fait, il serait nécessaire de redonner de l'autonomie aux hôpitaux, sur le modèle de ce qui existe pour les universités, et de les immuniser des politiques.

De plus, il faudrait casser le sentiment d'«immortalité» qui règne au sein de l'hôpital ! J'avais eu l'occasion de défendre cette idée auprès d'une délégation de la NHS qui me demandait la chose que je changerais en priorité dans les hôpitaux publics français. En effet, c'est seulement quand une organisation se trouve confrontée au risque de disparaître qu'elle amorce des transformations en profondeur. L'exemple de l'hôpital d'Omegna, qui s'est métamorphosé alors qu'il était menacé de fermeture, le montre bien. À l'inverse, quand une structure est persuadée de ne jamais mourir, elle s'enfonce dans l'immobilisme. Le président d'Accenture, Pierre Nanterme, a soutenu une idée similaire dans une récente interview accordée aux *Échos*[2]. Il pointe du doigt la difficulté de notre pays à «s'adapter au monde d'aujourd'hui» et les trop nombreuses «situations de rentes et de blocages» qui perdurent.

Pour s'affranchir de ces maux, il appelle notamment les dirigeants «à se poser la question de la pérennité de leur entreprise» et à cultiver «le gène du changement dans [leur] ADN». L'une de ses affirmations semble parfaitement indiquée pour décrire les difficultés à transformer l'hôpital en France : «Plus vous êtes gros, plus l'ADN de changement doit être puissant.» Dans ce contexte, nous mesurons à quel point le sentiment d'«immortalité» freine les évolutions dont nous aurions tant besoin. Couplé à l'intrusion des politiques, ce phénomène nous condamne à rejouer d'immuables querelles, à nous focaliser sur des problématiques peu pertinentes et à commettre des erreurs d'appréciation.

D'ailleurs, comme le suggère l'économiste Michel Godet, il existe en France une confusion, entretenue par certains, entre le service public et l'emploi public : nous imaginons que ce sont des agents publics qui doivent s'occuper du service public. En ce sens, la Stratégie nationale de santé (SNS), lancée en février 2013, n'échappe pas à la règle et à une forme de dogmatisme : l'idée de préservation de l'hôpital public répond

---

(2) «Les dirigeants doivent se poser la question de la pérennité de leur entreprise» *Les Échos*, 20 octobre 2014.

surtout à une volonté de défendre l'emploi public, ce qui ne devrait pas être la principale préoccupation des autorités de santé. Au lieu de revenir en arrière, notamment sur les conditions d'octroi des missions de service public, il faudrait même développer la contractualisation avec des agents de droit privé et favoriser la délégation de service public. Mais actuellement, nous n'empruntons pas la bonne voie.

Avec le projet défendu par la ministre de la Santé, des cliniques « pourront se voir contraintes de fermer des services d'urgences[(3)] », simplement parce qu'elles ne remplissent pas certaines conditions et pratiquent des « dépassements d'honoraires ». Or on imagine bien les conséquences catastrophiques qu'aura cette loi si elle est appliquée en l'état. Pour prendre un cas que je connais bien, je vais citer l'exemple de la clinique de Trappes, dans les Yvelines, où plus de 50 000 passages aux urgences sont assurés chaque année et où les délais d'attente n'excèdent pas 15 minutes : est-ce parce qu'un ophtalmologiste pratique des compléments d'honoraires qu'on ne pourra plus offrir un service d'urgences efficace aux patients ? Qui pénalisera-t-on, en l'occurrence ? Les responsables de la clinique, ou un bassin de population qui, dans l'ensemble, est défavorisé ? Chacun mesure les effets délétères que recèle ce projet. Le pire, c'est que nous en arrivons à une situation totalement ubuesque : actuellement, nous savons que la problématique des « dépassements d'honoraires » se situe aussi, voire surtout, dans les hôpitaux publics,

(3) FHP, communiqué de presse du 16 octobre 2014.

du fait de l'activité privée de certains praticiens. C'est là tout le paradoxe : avec de telles décisions, on en viendrait à interdire aux cliniques privées ce qui est permis dans les établissements publics...

Cela s'explique assez bien : dans l'univers de la santé, nous avons du mal à accepter que les acteurs privés jouent le même rôle que les hôpitaux publics. Nous mettons des bâtons dans les roues des premiers au lieu de créer des conditions favorables à une coopération harmonieuse. Cette situation est source de tensions et de défiance. La FHP, par la voix de son président, Lamine Gharbi, a d'ailleurs comparé la SNS à une « véritable croisade anti-privé ». Le choix des mots peut être nuancé, mais il exprime l'inquiétude légitime de nombreux protagonistes de la santé face aux orientations politiques de la SNS.

Avec la refondation du Service public hospitalier (SPH), « dont seuls seront membres de droit les hôpitaux publics et [...] une partie des établissements associatifs », n'instaure-t-on pas « les conditions légales d'une discrimination de financement supplémentaire entre acteurs de santé [...] compte tenu de la préférence dont les établissements du SPH pourront bénéficier en matière d'autorisations d'activité ou d'équipements matériels lourds[4] » ? N'est-on pas, une fois encore, en train de se tromper de combat ? À défaut de trancher ces questions, admettons que le climat actuel ne facilite guère

(4) Discours du président Lamine Gharbi, Journée de rentrée de la FHP, 4 septembre 2014.

une entente intelligente entre acteurs. Nous continuons d'ériger des barrières en fonction des statuts, au lieu d'œuvrer à l'unisson pour le bien-être des patients. L'heure est pourtant au pragmatisme : nous n'avons plus les moyens de nous payer une idéologie dont le résultat ne consiste qu'à creuser le déficit public et amoindrir la qualité pour le patient.

Sur la forme, nous avons certes des établissements et des professionnels très différents au plan administratif. Mais sur le fond, chacun sait que nous devrions travailler tous ensemble, autour du patient, pour une meilleure coopération et une coordination des soins. Alors arrêtons de faire primer la forme sur le fond ! Quand on regarde de près la réalité de nos établissements de santé, on s'aperçoit que le statut public ou privé ne change rien à l'engagement, au talent et à la valeur de nos médecins et personnels soignants. C'est sur cette richesse humaine, et non sur des étiquettes administratives, qu'il convient de miser à l'avenir. Pendant que les technocrates, les idéologues, les politiques et les syndicats se livrent à une guerre sans merci entre le public et le privé, les patients ne voient aucune différence au sein de nos structures de prise en charge. Un médecin reste un médecin et une infirmière demeure une infirmière; ils travaillent avec les mêmes idéaux, le même objectif et la même passion, qu'ils œuvrent dans une clinique privée ou dans un hôpital public.

Compter sur notre richesse : les ressources humaines et la valeur des personnels de santé

Le monde entier nous envie nos médecins, les fameux *french doctors*, ainsi que la qualité de nos paramédicaux. La valeur extraordinaire de toutes ces personnes est un atout d'envergure à l'heure de la globalisation de la santé. Mais ce qu'il y a de plus fondamental, c'est qu'elle permet de rendre supportables les lenteurs et les lourdeurs de nos infrastructures. Notre secteur ne s'effondre pas, grâce aux femmes et aux hommes qui l'incarnent, au jour le jour, auprès des patients. Heureusement qu'ils sont là pour pallier les carences de *process*, d'innovation et d'information. Notre organisation est tout l'inverse d'une ruche, dont l'architecture extraordinaire repose sur des insectes doués d'une intelligence limitée : notre système dispose de talents exceptionnels, mais son architecture défie l'entendement et répond à une logique parfois absurde.

En fait, toutes ces personnes compensent au quotidien la désorganisation et l'inefficience du système, notamment grâce à leurs compétences et à leur empathie. Car la chose qui compte le plus pour un patient, c'est qu'on s'occupe de lui. Ce qui reste gravé dans sa mémoire après son passage à l'hôpital, ce sont tous les individus qu'il a croisés durant son parcours, et le visage de ceux qui furent ses interlocuteurs au quotidien : l'infirmière, l'aide-soignant, le brancardier, etc.

Ainsi, quand les Français affirment, dans les sondages, qu'ils aiment l'hôpital, ce ne sont pas les murs ou le lieu qu'ils plébiscitent, mais les personnes qu'ils ont rencontrées et avec lesquelles ils ont échangé. Toutes les enquêtes qualitatives menées au sein des établissements de santé le confirment : malgré les dysfonctionnements, les difficultés du parcours ou parfois la médiocrité des services rendus, l'empathie et le dévouement du personnel semblent contrebalancer le mécontentement des usagers[5]. C'est un peu l'arbre qui cache la forêt. Paradoxalement, cette situation crée le sentiment que tout va bien pour le patient. Cela limite notre capacité à discerner la réalité des problèmes et à identifier les pistes d'amélioration. Comme les personnes sont exceptionnelles, nous avons tendance à nous dire : «Pourquoi changer?» Le risque est bien là : faire de cette richesse humaine un prétexte à l'immobilisme.

De plus, nous tirons parfois sur la corde de la dévotion des personnels. Tout le monde voit à quel point ils se démènent, malgré des conditions de travail souvent difficiles. Dans un contexte de crise de l'hôpital, il ne faut pas négliger ce paramètre. Le mal-être grandissant des médecins, des infirmières et de tant d'autres atteint une cote d'alerte préoccupante. Pour le dire autrement, la crise de l'hôpital est aussi une crise des métiers. Nous devons mieux valoriser les ressources humaines pour répondre à ce malaise. Pour bien

---

(5) Ce constat fait écho à ce que nous indiquions dans le chapitre II : le *Net Promoter Score* (NPS) couplé aux verbatim montre que la satisfaction des patients repose essentiellement sur la relation entretenue avec les personnels de santé.

nous occuper des patients, commençons par bien nous occuper des femmes et des hommes qui composent nos équipes.

Un jour, quelqu'un m'a soutenu que le vrai directeur marketing d'un hôpital, c'était le directeur des ressources humaines. Cette remarque me semble très juste car il existe un triptyque fondamental pour la réussite de cette transformation de l'hôpital : le bien-être du personnel, la satisfaction du patient et le suivi des résultats cliniques sur le long terme. Nous ne pouvons pas produire un service de qualité et offrir des soins d'excellence si les médecins et les personnels soignants sont mécontents de la situation de leur emploi. « Soigner » toutes ces personnes, leur état d'esprit et leur motivation est absolument essentiel. En réalité, pour aller vers un système efficient et de qualité, il est un préalable indispensable : épanouir ses équipes et donner du sens à leur travail.

Les succès de Baptist Health Care en Floride témoignent de l'importance de ce paramètre. Dans les années 1990, ce réseau privé de soins, employant 5 500 personnes, était en queue de peloton des établissements nationaux en termes de satisfaction des patients. Pourtant, la qualité des actes médicaux était perçue comme excellente. Le vrai problème que rencontrait Baptist Health Care, c'était le mécontentement des personnels et le *turnover* fréquent des équipes. La direction de l'organisation a donc totalement revu sa politique de ressources humaines. Elle « a implanté un mode de gestion axé sur la découverte du style de travail et de communication, [les] besoins en formation et de reconnaissance de chacun des employés, et a mis en place des processus apportant une réponse adaptée à chaque individu». Cette stratégie a porté ses fruits : le *turnover* du personnel est passé de 27 % en 1994 à 14 % en 2009 (la moyenne nationale est de 20 %), Baptist Health Care «remporte de nombreux prix pour la qualité de son milieu de travail» et occupe désormais le haut du pavé pour la satisfaction de la clientèle. Qui plus est, elle a ouvert un «institut du leadership pour répondre aux demandes de formation du monde de la santé[(6)]». En somme, elle a remis la richesse et le talent des personnels au cœur de son dispositif.

La réorganisation et les innovations que nous appelons de nos vœux vont dans cette direction : médecins recentrés sur le cœur de métier ou évoluant vers une fonction de stratège, revalorisation des compétences des infirmières et paramédicaux, formation continue plus développée, création de professions qui couplent l'écoute, la coordination et les soins. Ces évolutions redonneront de l'allant et de la confiance à nos équipes. Elles libéreront tout le potentiel humain dont nous bénéficions, un potentiel aujourd'hui bridé par les pesanteurs de l'infrastructure administrative et technocratique.

---

(6) Je reprends cet exemple à Jocelyn Pinet et André Coupet, mentionné dans leur article «Créer une culture du service. Une question de leadership», *Revue internationale de gestion*, HEC Montréal, hiver 2009.

Néanmoins, pour mettre toutes ces énergies au diapason, il faut des chefs d'orchestre et des meneurs d'hommes capables de porter une ambition collective. Comme je le dis souvent, en dressant l'éloge des personnels : « Vous êtes exceptionnels, mais ensemble nous ne sommes pas bons. » C'est pourquoi les managers de santé ont une mission prépondérante à remplir. Si l'on considère que « tout est dans l'exécution », ils sont en première ligne pour transformer en profondeur l'organisation.

Les managers, de l'ombre à la lumière : vers un leadership médical et managérial ?

Quand on parle de santé, la *vox populi* pense aux médecins, aux structures hospitalières ou à la Sécurité sociale, mais pas du tout aux managers. Cette profession reste inconnue du grand public. Pourtant, on ne saurait se passer d'acteurs qui créeront les conditions les plus favorables à la refondation du système. Le tout est de bien définir la tâche qui leur incombe, ce qui n'est pas chose aisée. Car la question de l'adaptation des métiers concerne aussi les managers : l'innovation est également managériale.

Une anecdote, que j'avais évoquée devant le comité exécutif de Générale de Santé (GDS), illustre la difficulté à cerner le rôle des managers. Un jour, en voiture, mon fils de sept ans m'a demandé quel était mon métier. Je lui ai répondu que je m'occupais de patients. Il m'a dit que dans ce cas, j'étais « un docteur». Je lui ai dit que non, je n'étais pas «un docteur», mais que je m'occupais de gérer des hôpitaux, qui eux, soignent des patients. La conclusion de mon fils fut assez déroutante : «Mais papa, ce n'est pas un métier ! »

C'est toute la problématique du management de la santé : au-delà de la signification de notre profession, il s'agit de combiner la gestion d'une organisation complexe, l'émergence d'un véritable leadership et la prise en charge des patients. De nos jours, les managers ont tendance à privilégier le premier aspect et à développer une approche trop administrative du métier. Cela est accentué par la nécessité de combler les déficits ainsi que par la pression des autorités de tutelle et des organismes payeurs pour maîtriser les coûts. Le fossé entre médecins et managers s'est creusé sous l'effet de cette contrainte budgétaire. D'ailleurs, les médecins surnomment ceux qui n'appartiennent pas à leur corps les «administratifs». Cette terminologie est évidemment une façon symbolique de marquer son opposition, ou tout du moins sa différence, avec ceux qui dirigent l'hôpital. La relation entre médecins et managers demeure complexe et marquée par des divergences d'intérêts : le seul langage commun qui pourra les réconcilier, c'est la valeur pour le patient (soit la meilleure qualité de soins obtenue, sur le long terme, au meilleur coût). Si les difficultés évoquées valent pour toutes les organisations de soins, elles sont encore plus saillantes dans les hôpitaux publics, et ce pour des raisons que nous avons déjà évoquées : le statut, l'impératif de focalisation sur la gestion, etc.

Prenons l'exemple des directeurs d'hôpital dans les établissements publics. Depuis la loi HPST de 2009, ils sont censés être les véritables patrons, aux manettes de nos structures. Il existe évidemment, parmi eux, d'excellents managers. Mais le vrai problème, c'est qu'aucune autonomie réelle dans la gestion ne leur a été conférée : les directeurs d'hôpital jouent plus un rôle d'administratifs, soumis à des logiques comptables, que de managers. Cela tient notamment à l'absence de « culture de la performance » au sein de nos établissements de santé. Précisons que cette dernière ne répond pas seulement à des critères financiers, mais aussi à des impératifs de qualité, d'évaluation et de comparaison. Ce sont ces leviers d'amélioration, couplés à une autonomie accrue, qu'il faudrait donner aux directeurs d'hôpitaux publics pour insuffler une nouvelle dynamique. Parallèlement, il conviendrait de promouvoir davantage la « culture du management » au cours de leur formation. En effet, la quasi-totalité des directeurs d'hôpitaux publics sort de l'École des hautes études de santé publique (Ehesp), située à Rennes. Sans critiquer la qualité du cursus ou de l'enseignement, interrogeons-nous sur la richesse que pourrait apporter plus de diversité dans le recrutement, mais aussi la formation.

Car l'Ehesp ne développe pas assez les passerelles entre le public et le privé : cela donne un regard tronqué de la réalité de la santé en France aujourd'hui, et n'encourage pas les rapprochements entre acteurs. De plus, avec cette école, nous avons instauré un nouveau corps d'État[7], un avatar supplémentaire de la technocratie. Ce n'est clairement pas ce dont nous avons besoin pour réorganiser l'hôpital. Nous avons déjà des hauts fonctionnaires dans les ministères, les ARS et les agences de l'État. Mais pour la conduite du changement dans les hôpitaux, il nous faut de vrais managers, dont le leadership infuse dans toute l'organisation. À chacun son travail et son rôle !

Finalement, avec le statut de directeur d'hôpital, nous avons mis en place une opposition corps contre corps, source de blocage : pouvoir médical *versus* administration. L'hôpital est toujours cette « bureaucratie professionnelle » que décrivait le sociologue Henry Mintzberg[8]. Dans notre monde, « les tutelles, les managers, les médecins et le personnel soignant » travaillent selon des logiques propres et de façon hermétique; leurs « objectifs et [leurs] valeurs de références sont parfois antinomiques[9] ». Alors comment sortir de cette impasse ?

Avant tout, il est essentiel de communiquer avec nos équipes et de restaurer le dialogue. Nous devons insister sur les bienfaits de la transformation et l'objectif qui nous est commun : l'amélioration du parcours des patients et leur satisfaction. Voilà un cap clair, en dehors des polémiques habituelles ! Comme le note le président d'un cabinet

---

(7) Cette idée est notamment défendue dans un article de François-Xavier Schweyer, « Une profession de l'État providence, les directeurs d'hôpital », *Revue européenne des sciences sociales*, 2006.

(8) Henry Mintzberg, *Le Pouvoir dans les organisations*, Éditions d'organisation, 1986.

(9) Sylvain Zeghni, « Espoirs et déceptions du pilotage managérial à l'hôpital », *Soins Cadres*, août 2014.

spécialisé en conduite du changement, « il est [...] primordial que l'enjeu du changement soit compris par tous : il doit représenter un challenge, une aventure collective, générant de l'enthousiasme. Ce n'est pas une histoire de chiffres et de performances mais de progrès général pour l'entreprise et de bien-être des salariés[10] ».

Dans les faits, il ne s'agit pas de confier cette tâche à des consultants extérieurs, les *change managers*. Nous avons plutôt besoin de « managers du changement », en interne, qui connaissent les problématiques quotidiennes de nos établissements et y sont confrontés au plus près. Nous devons donc responsabiliser davantage le corps médical dans la transformation. Rien ne pourra se faire sans le corps médical, car seule la richesse de l'échange et du travail d'équipe, entre les médecins et les managers, est susceptible de donner un élan à la transformation. Bien que le corps médical soit lui-même bouleversé dans son rôle et ses attributions, nous ne pouvons pas faire l'impasse de l'embarquer, à nos côtés, dans le processus de réorganisation. Nous avons besoin de lui !

On pourrait même aller plus loin et chercher une convergence des métiers entre celui de médecin et celui de manager. Là encore, inventons de nouvelles professions avec des doubles ou des triples compétences. Imaginons des cursus au croisement de la faculté de médecine, des écoles de commerce et d'ingénieurs. De nos jours, les initiatives de ce type sont

(10) Xavier Saboureau, « Management : passer du changement subi au changement désiré », *lesechos.fr*, 8 janvier 2014.

encore trop rares[11]. Nous avons tout intérêt à former des médecins au socle de connaissances élargi : stratégie, marketing, nouvelles technologies de l'information et de la communication (NTIC), management organisationnel, etc. Et pourquoi pas l'inverse, également ? Donnons aux managers et ingénieurs de formation les moyens d'acquérir un solide bagage médical. De la sorte, ils pourront piloter certains processus médicaux et s'associer directement au travail des spécialistes ou des paramédicaux. L'intérêt, c'est que cette convergence des pratiques signifie également convergence des mentalités, des cultures professionnelles et des intérêts. Tout le contraire de la situation présente.

Le but est également de promouvoir un leadership médical et managérial en phase avec les défis actuels et l'urgence de changement. Les organisations qui ont su porter la transformation et développer l'excellence, telles que la Mayo Clinic, la Cleveland Clinic ou la Martini Klinik, ont bénéficié de la vision de leurs managers et d'un leadership hors pair. En capitalisant sur la force de leur approche et sur le potentiel de leurs innovations organisationnelles, nombre d'entre elles ont créé des formations internes au management : la Cleveland Clinic a ainsi ouvert des *Leadership management programs,* destinés à des dirigeants à haut potentiel. Et dans certains cas, les enseignements tirés de leur conduite du management sont devenus des références, qui ont vocation à être exportées à d'autres secteurs : pensons à la Mayo Clinic,

(11) L'université Paris-Descartes et l'École supérieure des sciences économiques et commerciales (Essec) proposent un cursus de médecin manager.

par exemple, qui a publié ses *Management Lessons from Mayo Clinic*, en juin 2008.

Ainsi, nous dessinons peu à peu le portrait-robot du bon manager de la santé pour les années à venir. C'est celui qui disposera d'un leadership managérial suffisant pour changer radicalement l'organisation actuelle et faire travailler les hommes ensemble, par-delà les statuts, autour du patient. Soucieux de concilier approche clinique et excellence des services, il s'occupera en priorité des attentes et des besoins de ce dernier. Fort de sa capacité à faire émerger un leadership médical en symbiose avec les praticiens de l'établissement, il impulsera, à leurs côtés, la transformation du parcours de soins des patients, vers plus de coordination et d'accompagnement. Il saura motiver l'ensemble de ses équipes et aligner leurs intérêts autour d'un projet médical centré sur le patient, ses attentes et la qualité de sa prise en charge sur le long terme. Il saura aussi s'entourer de *case managers*[(12)], qui seront les interlocuteurs des patients, structureront les équipes et géreront les flux, dans une dynamique d'efficience. Il ne verra pas l'utilité de recourir à des consultants spécialisés, si talentueux soient-ils, pour améliorer ses pratiques et celles de ses équipes. Il aura compris que le *change manager*, il l'a déjà à portée de main, en la personne du patient.

---

(12) Selon un rapport publié par Deloitte pour l'Institut universitaire international Luxembourg (IUIL) en février 2013, «la philosophie de base de l'approche de *case management* vise à favoriser, pour le patient, un accompagnement global et progressif vers le rétablissement dans son cadre de vie ordinaire, en collaboration constante avec ses proches et des intervenants et parties prenantes issus de son environnement externe».

Soyez (im-)patients : le patient, juge de paix et moteur du changement

Voilà pourquoi nous affirmons que le patient est la pierre angulaire de la transformation du système. Il doit être là pour nous interpeller, sans cesse, au sujet de notre organisation, de nos méthodes de travail, de la montée en gamme de notre offre de services, de l'attention portée à ses attentes et aux résultats cliniques, des problèmes qu'il a rencontrés et de la nécessité de s'adapter à lui. C'est la meilleure boussole pour savoir si nous suivons la bonne direction. C'est une sorte d'aiguillon destiné à nous rappeler à l'ordre lorsque nous dévions de notre trajectoire. Comme nous l'avons détaillé dans les précédents chapitres, il nous revient de mesurer la satisfaction du patient tous les jours, dans chacun de nos services, et de façon systématique, afin d'obtenir un *feedback* permanent. Il s'agit aussi, bien évidemment, de suivre au plus près l'amélioration de sa santé et des résultats cliniques

Mais cela ne suffit pas. Pour que le système change, une prise de conscience et une responsabilisation des patients eux-mêmes est nécessaire. Transmettons-leur un message simple, mais décisif : réveillez-vous ! Ne soyez plus résignés, attentistes ou fatalistes. Donnez de la voix, soyez exigeants, écrivez ce que vous pensez sur les forums, les réseaux sociaux ou les blogs. N'hésitez pas à vous exprimer, à réclamer que l'on vous écoute, et surtout que l'on vous entende. Soyez force de proposition. Soyez impatients face aux délais d'attente, aux retards de la prise en charge et aux lenteurs administratives. Dites haut et fort que ces dysfonctionnements n'ont que trop duré.

Il faut également que vous continuiez à tracer votre chemin, à vous occuper de vous-mêmes et à vous prendre en main. Suivez la tendance de fond, qui est à la démocratisation du savoir médical et à l'autonomisation. Informez-vous sur Internet et utilisez les outils de prévention fournis par les nouvelles technologies : devenez acteurs de votre prise en charge. Vous aussi, n'ayez pas peur de la modernité, de l'innovation et de ces usages inédits ! Parallèlement, adoptez des réflexes de clients et comportez-vous en consommateurs avertis. Donnez la préférence aux établissements et aux praticiens qui répondent le mieux à vos attentes, vous comprennent et vous écoutent. C'est de cette façon que vous ferez bouger les lignes et inciterez le secteur de la santé à se réformer pour de bon. Si vous ne vous réveillez pas, notre système trouvera toujours d'excellentes raisons pour ne rien changer.

En somme, le réveil des patients est avant tout une affaire individuelle et une question de responsabilité personnelle. Le but n'est pas de fonder une haute autorité du patient ou une agence nationale du patient, avec des ramifications régionales. Il ne s'agit pas de recréer un collectif ou un syndicat de plus, sur le modèle de ce qui existe déjà avec le Collectif interassociatif sur la santé (CISS). Même si l'on souhaite qu'il y ait des associations de patients plus puissantes et plus structurées, ce n'est pas le vrai sujet.

Les associations ont vocation à structurer l'information et à favoriser l'entraide entre patients, notamment *via* des réseaux sociaux. Elles sont utiles lorsqu'elles lancent des dispositifs de *fundraising* et de *crowfunding* pour collecter des fonds destinés à la recherche clinique et aux innovations. Mais elles ne doivent pas se muer en syndicats.

De même, il ne faut pas endormir le patient ou neutraliser son pouvoir d'expression avec une place dans certaines instances, comme le conseil d'administration de l'hôpital ou les organismes paritaires. Cette participation des usagers peut être utile, mais évitons de mettre sur pied un paritarisme du patient qui noierait sa voix et ses revendications ! Le processus de décision actuel en France n'est guère propice à des évolutions de grande ampleur. Il faut satisfaire toutes les parties prenantes : les médecins, la Sécurité sociale, les assurances complémentaires, les syndicats, le représentant de l'hôpital, etc. Tout le monde se réunit autour de la table, et malheureusement, la plupart du temps, cela ne mène nulle part.

Si nous souhaitons donner la parole aux patients, affranchissons-nous des schémas traditionnels et des structures existantes. Concevons de nouveaux modes d'expression, où les patients restent libres, indépendants et s'érigent en réel contre-pouvoir. Un exemple intéressant est celui de l'institut Montaigne, avec sa conférence des citoyens autour du thème « Quel système de santé voulons-nous et comment devons-nous l'utiliser et le financer pour qu'il soit viable[13] ? », organisée entre octobre et décembre 2012. Vingt-cinq personnes, toutes profanes, de professions et d'horizons variés, ont été réunies pour imaginer des pistes de réforme et élaborer des préconisations en phase avec leurs attentes. Pour être intervenu durant certaines tables rondes, je peux dire que les citoyens ont fait souffler un vent de renouveau. Comme le note le magistrat Philippe Bilger, ils ont « bousculé, interpellé, contredit, ont innové et démoli les idées reçues, ont ouvert des chemins et des pistes inconcevables, au grand dam de telle ou telle autorité officielle et médiatique[14] ». Il n'est qu'à reproduire certains extraits de l'avis qu'ils ont rédigé pour s'en convaincre.

En voici quelques-uns : « le système de santé ne correspond plus à la société actuelle. En effet, il doit s'inscrire dans l'évolution de l'environnement (densité de population, évolution de la démographie, crise économique, etc.) et s'adapter aux nouveaux modes de vie et aux besoins réels de santé » ; « le système de santé est trop hospitalo-centré : il faut le repenser. Il ne correspond plus à nos besoins de santé. Nous sommes passés de maladies aiguës à des maladies chroniques. La multiplication des actes chirurgicaux en ambulatoire doit se développer. Néanmoins, un manque de coordination entre les professionnels assurant le suivi à domicile ralentit le processus » ; « durant toutes ces années, différentes couches

(13) L'ensemble des travaux est consultable à l'adresse suivante : *www.conferencedecitoyens.fr*

(14) *www.philippebilger.com*, 18 décembre 2012, « Les citoyens se mêlent de ce qui les regarde ».

de réformes du système se sont superposées mais le résultat actuel n'est pas satisfaisant»; «nous sommes arrivés à la conclusion que les ressources sont suffisantes : il y a assez d'argent à disposition mais il faut avoir une meilleure gestion[15]». Toutes ces remarques confirment que la transformation est attendue par les patients, et qu'ils ont pleinement conscience des problématiques à l'œuvre.

Fondamentalement, les patients nous invitent à faire évoluer nos mentalités et à briser les carcans. Ils ne comprennent pas pourquoi «le système n'a pas complètement suivi l'évolution de la société». Pour nous, professionnels de la santé, l'avertissement est de taille. Si nous voulons éviter le divorce entre notre secteur et les patients, il faut répondre à cette exigence de changement sans plus tarder. De ce point de vue, les prochaines années seront capitales. Avec le développement de la médecine personnalisée et de la médecine prédictive, les évolutions en cours vont s'accélérer et le fossé risque de se creuser entre nos structures et les patients : l'autonomisation et l'information de ces derniers ne cesseront de se renforcer. Le mouvement de réveil et de prise de pouvoir des patients ira en s'accentuant.

Mais les enjeux posés par ces progrès continus de la science sont également éthiques et philosophiques. Ils interrogent l'ensemble de la société. Les innovations liées à la génomique, à l'informatique et aux nanotechnologies

---

(15) Institut Montaigne, avis de la conférence de citoyens, 9 décembre 2012.

favoriseront-elles une émancipation des individus et le bien-être des patients, ou nous dirigerons-nous vers un contrôle strict des corps, une sorte de dictature de la santé publique ?

Chapitre VIII

Médecine prédictive et personnalisée, l'émancipation des patients ?

Lors d'une conférence organisée en octobre 2012[1], le chirurgien et fondateur de Doctissimo, Laurent Alexandre, affirmait que « la science-fiction d'hier [allait] devenir médecine-réalité ». Ce que nous croyions jusqu'ici réservé à un futur lointain, aux décennies 2040 ou 2050, est en train de se concrétiser. En effet, avec le développement des nanotechnologies, des biotechnologies, de l'informatique et de la cognitique[2], une nouvelle page de l'histoire de la médecine s'écrit sous nos yeux. Cette dernière devient prédictive et totalement personnalisable, adaptée à la problématique de santé de chaque individu. Grâce à la démocratisation progressive des objets connectés, du séquençage génétique et des thérapies ciblées, nous avons accès à des techniques qui révolutionnent la prise en charge des patients.

---

(1) Cette conférence organisée par TEDxParis à l'Olympia, le 6 octobre 2012, est consultable sur YouTube.

(2) Elles sont appelées technologies NBIC.

Toutefois, la question des techniques ou des outils utilisés est l'aspect le moins intéressant de toutes ces évolutions. Nous ne devons pas cantonner le débat à sa dimension purement technologique. Le problème de fond est plus complexe : il s'agit de mesurer l'impact de ces progrès scientifiques sur le comportement des individus et leur rapport à la santé. Le patient est peu à peu en mesure d'accomplir ce qu'il ne faisait pas hier : suivre son état de santé depuis son domicile et disposer de plus d'informations médicales chez lui qu'à l'hôpital. À terme, il pourrait devenir son propre gestionnaire de santé. Cela ouvre de nouvelles voies en termes de prévention des risques, d'autonomie et de responsabilisation. De même, les médecins peuvent offrir aux patients des traitements beaucoup plus précis, qui maximisent leurs chances de guérison et diminuent les contraintes liées à la maladie, autant d'espoirs de vaincre certaines pathologies et de libérer les individus des contingences thérapeutiques.

Les conséquences de ces évolutions n'intéressent pas seulement le secteur médical. Toute la société est concernée par les enjeux que soulève la révolution technologique actuelle. Pensons à l'espérance de vie, qui a triplé depuis le milieu du XVIIIe siècle, et qui augmente désormais de trois mois par an. Les frontières de la mort sont sans cesse repoussées, au point que beaucoup d'entre nous pourraient vivre cent trente, cent cinquante ans, voire plus[3] ! Les effets économiques et environnementaux d'un tel bouleversement sont

(3) Laurent Alexandre a consacré une réflexion approfondie à ce sujet dans son essai *La Mort de la mort. Comment la technomédecine va bouleverser l'humanité*, JC Lattès, 2011.

évidemment considérables. Songeons également à l'implication des géants du Web sur le marché de la santé : Google et Apple investissent massivement dans les technologies NBIC, ce qui pose la question de la propriété, du partage et de la collecte des données médicales. Enfin, pensons à la problématique des libertés individuelles : avec des objets connectés capables de « détecter des modes de vie incompatibles avec une bonne santé[4] », n'existe-t-il pas un risque de déremboursement des soins, d'accès inégal aux assurances complémentaires et, au fond, de dictature de la santé publique?

En somme, nous regardons avec enthousiasme l'arrivée d'une médecine personnalisée qui favorise l'émancipation des patients, renforce leur implication et améliore durablement leur qualité de vie. Pour autant, nous ne souhaitons pas céder à une sorte d'illusion technophile qui éluderait les potentielles dérives liées à cette vague d'innovations.

La médecine personnalisée : quand le futur devient présent

Nous le disions, le basculement dans l'ère de la médecine personnalisée n'est plus une utopie. Il existe désormais des concrétisations visibles et tangibles du bond technologique que nous sommes en train d'effectuer. Quand on évoque ce sujet, le grand public pense immédiatement aux objets

(4) Guillaume Champeau, « La médecine personnalisée, ou la médecine confiée à Google et Apple ? », *numerama.com*, 20 février 2014.

connectés et aux produits lancés par la célèbre marque à la pomme. En effet, l'Apple Watch est emblématique de certaines évolutions à l'œuvre. Cette montre est équipée d'un accéléromètre pour mesurer les mouvements du corps, de capteurs de fréquence cardiaque et d'un podomètre relié au GPS qui évalue les distances parcourues. Couplée à la plateforme de santé HealthKit, une sorte de carnet de santé qui regroupe les données médicales du consommateur, cet outil intéresse de plus en plus les hôpitaux américains : c'est à ce stade que le gadget technologique devient vraiment intéressant.

Ainsi, la Mayo Clinic a renforcé ses liens avec Apple pour être plus réactive vis-à-vis de ses patients et les suivre plus efficacement. Par exemple, « une [application Apple] qui mesure la pression artérielle peut partager ses données avec [l'application] d'un établissement médical comme [la] Mayo Clinic, afin que votre médecin puisse vous proposer des conseils et des traitements plus avisés[(5)] ». L'idée est de développer le monitorage à distance, afin d'entrer dans une dynamique où la santé est approchée à partir d'anticipations : à brève échéance, le passage par la « case hôpital » interviendra en dernier recours, en cas d'urgence ou de complications sérieuses. Dans les chapitres précédents, nous parlions de disparition de l'hôpital tel que nous le connaissons de nos jours : avec ce type de dispositifs, ce n'est plus un fantasme. Il n'est d'ailleurs pas étonnant que la Mayo Clinic soit à

(5) Communiqué de presse Apple, 2 juin 2014.

l'avant-garde de ces innovations qui bouleversent aussi bien les mœurs des patients que celles des hôpitaux et des médecins.

Un autre partenariat en témoigne : la Mayo Clinic s'est associée à IBM dans la recherche médicale et les essais cliniques. Grâce au logiciel d'intelligence artificielle Watson[6] et à sa puissance de calcul phénoménale, elle compte orienter plus aisément ses patients vers les essais cliniques les plus appropriés. Comme le souligne le professeur de médecine oncologique à la Mayo Clinic, Steven Alberts, M.D., «dans le cas du traitement du cancer [...] la rapidité et la précision offertes par Watson vont nous permettre de développer un plan de traitement personnalisé et plus efficace afin de pouvoir fournir le soin le plus adapté aux besoins du patient[7]».

À ce titre, la cancérologie est un des champs où les progrès liés à la médecine personnalisée sont les plus spectaculaires. Prenons le cas du séquençage du génome, dont le coût est passé de 3 milliards à 1000 voire 100 dollars en dix ans : grâce à cela, nous avons accès à une somme d'informations capitales sur chaque patient. Dans le domaine de la cancérologie, cette avancée permet de concevoir des thérapies ciblées qui optimisent le traitement reçu. Nous nous dirigeons vers un parcours de soins individualisé et «sur mesure».

---

(6) Pour plus de détails au sujet de Watson, *cf.* chapitre IV.

(7) Communiqué de presse IBM, 8 septembre 2014.

Actuellement, nous savons que 75 % des chimiothérapies sont inutiles, voire dangereuses. Le problème, c'est que nous ne parvenons pas à faire la différence pour chaque patient et chaque tumeur. Pour le cancer du sein, par exemple, il a été prouvé que «seulement 5 % des patientes [...] tirent réellement bénéfice» de la chimiothérapie. Notre approche thérapeutique est trop standardisée. Quant à notre modèle de diagnostic, il «se trompe dans les deux sens : soit il suggère une chimiothérapie à des patientes qui n'en ont pas besoin, soit il considère, au contraire, cette thérapie inutile pour des femmes qui en auraient besoin», comme le précise le docteur Daniel Zarca[8]. Or, grâce à des tests génétiques, tels que l'Oncotype DX, nous pouvons désormais renoncer à de nombreuses chimiothérapies inefficaces et adapter les traitements en fonction du profil de la patiente : dans le cadre d'une expérimentation menée au CHU de Besançon, l'utilisation de ce test «s'est traduite par 73 % de chimiothérapies évitées[9]»; et bien que le surcoût associé à l'Oncotype DX ait été estimé à plus de 110000 euros, la non-indication de chimiothérapie a fait économiser, dans le même temps, près de 120000 euros. Les gains sont à la fois humains et financiers.

De même, l'institut Curie a récemment démontré, avec son essai clinique Shiva, qu'il était «possible de réaliser la carte génétique de la tumeur des patients en moins de quatre

---

(8) Amélie Pelletier, «Cancer du sein : un test permet d'éviter un tiers des chimiothérapies inutiles», *doctissimo.fr*, juin 2012.

(9) *Apmnews.com*, 26 août 2014, «Cancer du sein : la signature Oncotype DX en Franche-Comté a permis d'éviter des chimiothérapies».

semaines afin de les traiter de façon personnalisée[10] ». Qui plus est, l'essai fait « abstraction de la localisation tumorale » : c'est en fonction des anomalies moléculaires de la tumeur et des caractéristiques propres à chaque patient que ce dernier est orienté vers tel traitement ciblé. Disons-le, une telle approche rebat totalement les cartes dans la prise en charge du cancer pour les malades qui ne répondent pas aux traitements standard. Un renversement de paradigme est en cours : ce n'est plus la maladie, mais le patient, que nous soignons.

L'exemple des cellules tumorales circulantes (CTC) confirme cette montée en puissance de la médecine personnalisée. De nos jours, nous savons qu'« avant de s'implanter dans un nouvel organe pour former des métastases, les cellules tumorales quittent la tumeur d'origine et circulent dans l'organisme[11] » : c'est ce qu'on appelle les CTC. Depuis plusieurs années, des chercheurs développent des dispositifs permettant de les repérer plus précocement, de les isoler et de les mettre en culture, après un prélèvement de sang sur des patients atteints de cette maladie. Grâce à cela, nous sommes en train de franchir une nouvelle étape : évaluation du pronostic des cancers améliorée, possibilité de diagnostiquer des rechutes « avant même qu'elles ne soient visibles par les techniques traditionnelles d'imagerie », traitements personnalisés en fonction des caractéristiques biologiques du malade, identification de biomarqueurs pour évaluer

---

(10) Communiqué de presse de l'institut Curie, 4 juin 2014.

(11) Source : *curie.fr*

l'efficacité thérapeutique, etc. Fin 2014, une équipe de chercheurs français de l'Institut national de la santé et de la recherche médicale (Inserm) et du CHU de Nice a d'ailleurs réalisé une première mondiale en diagnostiquant dans le sang des cancers du poumon, plusieurs années avant leur détection par imagerie[12].

Ces initiatives pleines de promesses ne sont possibles qu'en raison de l'accélération des progrès de la génomique et de la baisse rapide des coûts associés à la technologie. Hier encore, nous pensions que le séquençage de l'ADN était réservé à des expérimentations futuristes dont le sens nous échappait. Mais aujourd'hui, très concrètement, chacun d'entre nous peut accéder à une partie de son patrimoine génétique moyennant une somme relativement modeste. La société américaine 23andMe, créée en 2006[13] et financée par Google, propose par exemple un décryptage du code génétique de ses clients pour moins de 100 dollars. En envoyant un échantillon de salive à 23andMe, nous recevons une analyse détaillée de nos prédispositions à contracter certaines pathologies : 300 au total. Les statistiques ne constituent pas un diagnostic médical mais nous indiquent qu'« un certain pourcentage de personnes qui partagent [notre]

(12) *Apmnews.com*, 31 octobre 2014, « Première mondiale française : le cancer du poumon diagnostiqué dans le sang, des années avant la détection par imagerie ».

(13) À l'heure actuelle, la Food and Drug Administration (FDA) a suspendu la possibilité d'envoyer directement les résultats des tests aux clients de 23andMe. La FDA souhaite mieux encadrer l'activité de la société californienne.

génotype développeront la maladie[14] » : Alzheimer, Parkinson, diabète, embolie, cancers, etc.

La fondatrice de 23andMe, Anne Wojcicki[15], a d'ailleurs affirmé que la raison du développement de ce test grand public, par rapport aux tests existants adressés aux professionnels de santé, est de permettre au patient d'être le moteur de la révolution[16] : 23andMe nous offre, en théorie, plus de pouvoir et de responsabilité sur notre santé future. Grâce aux résultats obtenus, nous avons la possibilité de mettre en place des actions préventives pour diminuer nos chances de développer une pathologie.

De la même façon, Google travaille actuellement sur un dispositif de nanodiagnostic dont les contours sont révolutionnaires : grâce à l'ingestion d'une pilule, on ferait « circuler dans le sang des particules nanoscopiques (2 000 fois plus petites qu'une cellule sanguine), pour mesurer les changements biochimiques annonciateurs d'une tumeur, d'une crise cardiaque ou d'un accident vasculaire cérébral[17] ».

---

(14) *Francetvinfo.fr*, 18 juillet 2013, « J'ai testé pour vous le dépistage génétique de maladies ».

(15) Elle est également l'épouse du cofondateur de Google, Sergey Brin.

(16) La citation suivante synthétise sa conception de 23andMe : « *The great loophole in all of health care is that you own your own data and ultimately you can direct your care. We're direct to consumer not because it's easy, but because that's how you create a revolution.* » Source : *fastcompany.com*, 7 novembre 2013, « Fixing healthcare.gov is the least of it when it comes to reinventing health care ».

(17) *Lesechos.fr*, 29 octobre 2014, « Santé : Google parie sur les nanotechnologies ».

La médecine prédictive : opportunité ou menace ?

Avec la démocratisation de la génétique et des nanotechnologies, la médecine ne devient plus seulement personnalisée, elle devient aussi prédictive. Or, cette forme de médecine va bien au-delà de la simple prévention. Elle pose des questions aussi bien éthiques que psychologiques à chaque individu et à la société : voulons-nous vraiment savoir que nous risquons d'avoir telle maladie ? N'y a-t-il que des bénéfices à retirer de cette anticipation ? Une surveillance très stricte de nos données médicales peut-elle nous être imposée, dans les années à venir, pour répondre aux impératifs de santé publique ? En fait, la médecine prédictive interroge notre part de libre arbitre dans la gestion de notre capital santé et de notre corps.

Prenons l'exemple de la double mastectomie subie, de son plein gré, par Angelina Jolie : cette opération, qui a suscité bien des débats, a fait la une des médias internationaux. L'actrice a longuement détaillé sa démarche dans un article du *New York Times*[18]. Elle raconte que sa mère est morte à 56 ans à cause d'un cancer de l'ovaire. C'est à la suite de ce décès qu'elle a décidé de faire un dépistage génétique : elle a appris qu'elle était porteuse d'un gène « défectueux », BRCA1, qui multiplie les probabilités de développer un cancer de l'ovaire ou un cancer du sein. Selon les spécialistes, Angelina Jolie avait respectivement 50 % et 87 % de chances de

(18) Angelina Jolie, « My medical choice », *New York Times*, 14 mai 2013.

contracter ses deux cancers. Avec cette double mastectomie, l'actrice a fait chuter le risque de cancer du sein à 5 %.

L'histoire d'Angelina Jolie pourrait sembler anecdotique. Pourtant, ce choix difficile a permis de populariser les opportunités offertes par la génomique : l'actrice a incité d'autres femmes à s'informer au sujet de ces tests et de leur patrimoine génétique. Et selon une étude canadienne, publiée dans la revue *Breast Cancer Research*[19], il y a bien eu un «effet Angelina Jolie» : grâce aux données recueillies dans plusieurs établissements de Grande-Bretagne, les chercheurs ont estimé à 90 % l'augmentation des consultations pour des dépistages génétiques en six mois. Résultat, deux fois plus de femmes porteuses des gènes BRCA1 et BRCA2 ont été identifiées. La France n'échapperait pas à ce phénomène : selon la chef du service de génétique à l'institut Curie, «en trois mois, nous avons vu la demande de tests doubler et depuis, ces chiffres se sont maintenus[20]».

Si radicale et discutable que l'on puisse juger la démarche d'Angelina Jolie, force est de constater qu'elle met l'accent sur les espoirs dont est porteuse la médecine prédictive. Nous disposons d'un miroir qui nous projette l'image de notre santé aujourd'hui et dans les années à venir. Cela doit inciter les patients à demander des informations et des

(19) Gareth R. Evans, «The Angelina Jolie effect: how high celebrity profile can have a major impact on provision of cancer related services», *Breast Cancer Research*, 19 septembre 2014.

(20) *Lexpress.fr*, 24 septembre 2014, «Cancer du sein : "l'effet Angelina Jolie" fait doubler le nombre de consultations».

éclaircissements sur les nouvelles possibilités de traitements et de dépistages. Il nous est impossible de faire comme si cela n'existait pas. Si ces progrès scientifiques favorisent la responsabilité individuelle, une meilleure connaissance de soi et l'autonomie du patient, nous avons tout à gagner à leur diffusion au plus grand nombre.

Cependant, il est souhaitable de savoir quelles limites nous voulons fixer à l'utilisation de ces innovations, surtout si ce ne sont plus les individus, mais l'État, l'assurance maladie et les mutuelles qui en font un instrument de contrôle. Où mettons-nous le curseur ? Si tous les facteurs de risques sont scrutés à la loupe par la génétique et les objets connectés, quelles menaces pèsent sur nos libertés individuelles ? Le monde de demain ressemblera-t-il à l'univers inquiétant de *Bienvenue à Gattaca*[(21)] ?

Un rapport parlementaire a pointé les ambiguïtés des évolutions en cours : « On attend en effet une participation accrue des patients dans la prise en charge de leur propre santé. On leur explique qu'ils seront mieux soignés dès lors qu'on séquence son génome, qu'on cible leurs modes de vie plutôt que de donner un médicament standard qui ne convient peut-être pas. En contrepartie, le patient doit être encore plus coopératif et donner des informations sur lui-même et son environnement intime, et, en plus, une fois

(21) Dans ce film réalisé par Andrew Niccol en 1997, le génotype d'une partie des enfants est manipulé avant la naissance pour créer des êtres presque parfaits. Ceux qui ont été conçus de manière plus « normale » sont relégués à des tâches subalternes.

qu'on a trouvé le traitement approprié, il devra s'y conformer strictement. On voit ainsi poindre l'engrenage d'une société hygiéniste[(22)]. »

De la société digitale à la société sanitaire?

Tout cela soulève des débats sur nos choix de société et le modèle vers lequel nous souhaitons tendre. Demain, le fait de mettre en danger son propre corps ou de négliger sa santé sera-t-il sanctionné? Cela empêchera-t-il l'accès aux soins ou à une couverture médicale? Quelles marges de manœuvre les pouvoirs publics laisseront-ils à chacun d'entre nous dans l'entretien et le contrôle de son corps? En effet, on peut imaginer soit un déremboursement des soins, soit des refus de couverture par les complémentaires en fonction de comportements jugés déviants ou encore d'antécédents familiaux, sur le modèle de ce qui existe avec les clauses d'exclusion des assurances.

Certains assureurs commencent à adopter cette logique de surveillance pour les automobilistes. Grâce à un boîtier installé dans votre voiture, on analyse la façon dont vous conduisez, votre vitesse, vos distances de freinage et d'autres paramètres préenregistrés. Direct Assurance a lancé un produit de ce type, avec son application YouDrive, reliée au

---

(22) «Les progrès de la génétique, vers une médecine de précision ? Les enjeux scientifiques, technologiques, sociaux et éthiques de la médecine personnalisée», rapport au nom de l'Office parlementaire des choix technologiques et scientifiques, 22 janvier 2014.

GPS du smartphone, qui examine votre style de conduite[23]. Le prix de l'assurance peut être minoré de 30 % en fonction de votre attitude au volant.

Revenons à la santé. Imaginez que vous bénéficiez d'un dispositif destiné à lutter contre l'apnée du sommeil : un prestataire vous fournit une sorte de masque, appelé appareil à pression positive continue (PPC). Pour être remboursé par l'assurance maladie, vous acceptez une télésurveillance destinée à connaître la durée et la régularité du port de cet appareil. Un jour, vous recevez une lettre de ce prestataire dans laquelle il est écrit : « Nous appelons votre attention sur le fait que l'assurance maladie obligatoire ne pourra poursuivre le remboursement de votre traitement qu'à la condition que vous soyez suffisamment observant. En cas d'interruption de la prise en charge par l'assurance maladie obligatoire, nous serions alors contraints de venir récupérer votre appareil à PPC ou de vous facturer directement la location de celui-ci. » Cette lettre n'a pas été inventée : elle figure en annexe d'un arrêté du 9 janvier 2013. Depuis, ce texte a été suspendu par le Conseil d'État « saisi en référé par la Fédération française des associations et amicales de malades insuffisants ou handicapés respiratoires (Ffaair) et des syndicats de prestataires d'aide à domicile[24] ». Il n'en reste pas moins que nous sommes en passe de franchir une

(23) *www.commentcamarche.net*, 30 juin 2014, « Allianz/Direct Assurance : un boîtier et une application mobile pour améliorer sa conduite et payer moins cher ».

(24) *Lefigaro.fr*, 14 février 2014, « Le Conseil d'État bloque la télésurveillance des patients ».

première étape dans la médico-surveillance, et que ce mouvement risque de s'amplifier[25].

Cette évolution s'inscrit dans une tendance lourde de l'Histoire : celle du contrôle des corps par l'État et la société. Pendant des siècles, le corps n'a guère eu de valeur, à la différence de l'âme, dont la supériorité constituait le socle de notre philosophie, de Platon à Descartes. De nos jours, une telle vision nous semble abstraite, dépourvue de sens. L'âme est un concept bien éloigné de nos préoccupations quotidiennes. À l'inverse, nous accordons une importance capitale au corps, à son entretien, à son apparence et à sa préservation. Quant à la société, elle n'entend pas laisser l'individu en jouir aussi librement qu'il le souhaiterait : avec la naissance de mécanismes de prise en charge solidaire, tels que la Sécurité sociale, le corps n'est pas qu'une affaire privée. Désormais, nous considérons qu'il faut protéger l'individu contre lui-même et les menaces qu'il fait peser sur son corps. L'obligation de porter un casque à moto, une ceinture de sécurité en voiture ou encore le durcissement de la législation sur le tabac attestent cette préoccupation croissante des autorités.

Néanmoins, il existe encore des ambiguïtés. Malgré le renforcement des dispositifs de contrôle en matière de santé, les sociétés occidentales oscillent en permanence entre désir de libération et volonté de coercition. L'exemple des salles de

(25) Je reprends cet exemple, ainsi que les extraits du rapport parlementaire, de l'article de Guillaume Champeau, cité plus haut.

shoot présentes en Australie, au Canada, en Allemagne ou en Suisse illustre bien cette tension : nous faisons le choix que les gens puissent se droguer en minimisant les risques pour eux-mêmes et pour autrui, tout en postulant, dans le même temps, que la prise de stupéfiants est un danger pour l'individu et la collectivité.

Au cours des prochaines années, les débats risquent de se multiplier entre partisans d'une surveillance accrue de l'hygiène de vie de chaque individu et défenseurs d'une forme de libre arbitre dans la gestion de sa santé. Car à la différence des époques précédentes, nous avons à notre disposition les outils technologiques qui permettent un contrôle à distance de nos comportements. Certains verront sans doute dans la généralisation des objets connectés, des capteurs et des tests génétiques une formidable opportunité d'anticiper la plupart des risques, de prévenir une majorité de maladies et de contraindre chaque citoyen à une hygiène de vie vertueuse. À l'heure où les dépenses liées à la santé et à la vieillesse pèsent autant sur les finances publiques, il y a fort à parier que de telles propositions émergeront dans le débat public.

Le tout est de se savoir si cette anticipation permanente des risques ne signe pas la disparition de la maîtrise présente de notre corps, et même du futur de notre corps. De même, si les coûts pour la collectivité de comportements individuels considérés comme « dangereux » méritent d'être pris en compte, il convient de discuter la légitimité d'une ingérence des pouvoirs publics dans notre vie privée. Dans cette perspective, il faut se demander si nous n'allons pas nous diriger vers une société dont le problème majeur se résume à la question de la santé des individus. Assisterons-nous à la naissance d'une société du «tout santé», où la gestion de la cité consistera d'abord en une gestion des corps et à leur maintien en bonne santé, le plus longtemps possible? Est-ce l'idéal commun auquel nous souhaitons concourir?

Demain, tous immortels?

Au-delà de ces réflexions relatives aux libertés individuelles et à notre projet politique, c'est la question de l'allongement de l'espérance de vie qui est également en jeu. Jusqu'où les nouvelles technologies nous permettront-elles de repousser la mort? Et l'immortalité est-elle envisageable au regard des progrès actuels?

Cette réflexion nous semble d'autant moins fantaisiste que les géants du numérique se sont engouffrés dans cette brèche. Ils ont les moyens de consacrer des sommes colossales à la médecine du futur et à la lutte contre la mort. En 2013, Google a lancé la société Calico qui finance des recherches destinées à ralentir le vieillissement. Elle s'est d'ailleurs associée à la société de biotechnologies AbbVie en septembre 2014, dans le but de «découvrir, développer et mettre sur le marché de nouvelles thérapies pour des patients ayant des maladies liées à l'âge, incluant la neurodégénérescence et le cancer[26]». L'un des objectifs affichés par Google est d'augmenter l'espérance de vie de vingt ans à l'horizon 2035.

À ce sujet, Laurent Alexandre soutient, avec un brin de provocation, que «le premier homme qui vivra mille ans est déjà né[27]». En effet, l'utilisation des technologies NBIC n'est plus seulement destinée à guérir les maladies : elle laisse entrevoir l'émergence d'un homme bionique ou d'un «homme augmenté», dont les facultés et l'espérance de vie seront décuplées. Si nous parvenons à stopper le processus de dégénérescence cellulaire, et même à inverser le vieillissement, plus rien n'interdira de songer à l'immortalité.

En France, la société Cellectis s'est positionnée sur ce créneau. Elle a lancé une filiale, Scéil, qui propose à ses clients un produit qui n'existe toujours pas et qui ne verra peut-être jamais le jour. Il s'agit de miser sur les évolutions futures de la science, et notamment la médecine régénérative. Grâce à un prélèvement de peau de 3 millimètres, et à une reprogrammation de leurs cellules en laboratoire, les clients peuvent espérer qu'un jour leurs tissus coronariens, leurs cellules neuronales ou celles de leur peau soient totalement remis à neuf et restaurés. Cette technique s'appuie sur les travaux du colauréat du prix Nobel de médecine 2012, le Japonais Shinya Yamanaka, qui a démontré qu'il était possible de régénérer des cellules du corps humain à partir

(26) *Lefigaro.fr*, 3 septembre 2014, «La filiale de Google s'allie avec AbbVie».

(27) *Capital.fr*, 31 juillet 2014, «L'homme qui vivra mille ans est déjà né».

de la reprogrammation de cellules adultes de la peau[28]. «C'est un peu comme si l'on pouvait se faire une sauvegarde génétique pendant qu'on est en pleine forme, et la mettre de côté pour se réinitialiser un jour», affirme le président de Cellectis[29], André Choulika. Évidemment, cette promesse d'«immortalité» n'est pas à la portée de tout le monde : 60 000 dollars. Nous touchons là au problème fondamental de ce type de banques privées, à savoir qu'elles cassent la solidarité ! Beaucoup d'entre elles stockent à la naissance des cellules souches, à des prix très élevés. C'est un peu comme si, au lieu d'avoir un réseau de collecte de sang anonyme, solidaire et gratuit, destiné à faire face aux besoins de transfusions, nous passions à un système où chacun d'entre nous prélève et stocke son sang dans son congélateur, pour ses besoins futurs et sans certitude que cela serve un jour.

Il existe pourtant une autre voie pour donner un accès à l'innovation et aux espoirs offerts par les thérapies cellulaires et la médecine régénératrice : développer des banques publiques de cellules souches, accessibles à tous, en partenariat avec des acteurs privés. C'est la voie que la fondation Générale de Santé (GDS) a choisie, en favorisant la collecte de cellules issues du sang de cordon ombilical à la naissance : l'objectif est de rendre disponible, au plus grand nombre, leur utilisation à des fins thérapeutiques et scientifiques. Car les patients atteints de maladies du sang ou de certains cancers

---

(28) Cette technique est également appelée reprogrammation induite.

(29) Ces propos sont cités dans un article de Dominique Nora, «Un nouveau pas vers l'immortalité ?», *nouvelobs.com*, 10 juillet 2013.

en tirent un réel bénéfice. En effet, la greffe de sang de cordon ombilical, dont le volume est déjà supérieur en France à celui de la greffe de moelle osseuse pour des pathologies similaires, comporte d'immenses avantages pour les patients receveurs (plus de compatibilité hors famille) et les donneurs prélevés à la naissance (techniques non invasives).

Précisons que la fondation GDS a été créée, en 2008, sur la base d'un constat simple : il existait en France un problème de santé publique; en dépit d'un taux de natalité parmi les plus élevés des pays de l'OCDE, nos banques publiques de cellules souches ne stockaient pas assez de sang de cordon ombilical, et la France était contrainte d'en importer. Pour remédier à cette situation, nous avons mis en place le premier réseau de collecte de sang placentaire dans notre pays et la fondation GDS est devenue, en l'espace de cinq ans, le premier préleveur de cellules souches humaines de l'Hexagone. Depuis son origine, notre fondation est animée par un principe fort : encourager la collecte et le don pour des banques anonymes, publiques et gratuites. C'est pourquoi nous avons instauré des partenariats avec l'Établissement français du sang ou encore la banque de sang de cordon de l'Assistance publique-Hôpitaux de Paris (AP-HP). Grâce à cet engagement, plus de 70 patients ont été transplantés. Nous soutenons également une vingtaine d'équipes scientifiques en leur offrant des échantillons biologiques de qualité : cela leur permet de mettre au point de nouveaux traitements en thérapie cellulaire et de conduire des travaux de recherche qui ont le mérite de ne poser aucun problème éthique, à la différence de ceux menés sur l'embryon[30].

Au travers de ces deux exemples, nous voyons que la médecine régénérative, qui n'en est qu'à ses prémices, est à la fois porteuse de formidables espoirs et de potentielles dérives. Son développement est susceptible de bouleverser notre rapport à la science, à la médecine et à l'espérance de vie. Ainsi, pourquoi ne pas imaginer que les thérapies régénératives soient utilisées à l'avenir de «manière routinière» et soient accessibles à tous, à l'instar du séquençage génétique : une immortalité démocratisée?

Les sociétés humaines peuvent-elles se permettre une telle évolution? Personnellement, j'ai tendance à croire que cette perspective est effrayante et qu'elle n'est pas souhaitable. Si la planète était peuplée de milliards de personnes capables de vivre plusieurs siècles, l'impact en termes économiques, environnementaux et sociaux serait sans doute catastrophique : raréfaction des ressources, surpeuplement, contrôle des naissances, politiques malthusiennes, eugénisme, etc. Les promesses offertes par les progrès de la science se transformeraient en menace pour l'humanité.

Toutefois, tâchons de conclure sur une note positive cette plongée dans l'univers de l'innovation médicale. Comme nous le précisions au début de ce chapitre, ce ne sont pas les

---

(30) Source : *sangdecordon.org*

technologies, à proprement parler, qui retiennent notre attention. Avec le développement de la médecine personnalisée et prédictive, nous avons surtout le pouvoir de décider de notre propre santé, de mieux l'évaluer et de nous responsabiliser. Quant aux professionnels du secteur, ils ont l'opportunité d'avoir le patient avec eux, dans leur équipe. Grâce à l'arrivée de traitements sur mesure et une meilleure connaissance de son état de santé, le patient est davantage impliqué dans sa prise en charge.

Bien qu'il faille encadrer certaines avancées scientifiques, nous ne devons pas freiner la diffusion de ces innovations. Comme le rappelait en 2013 le jeune chercheur Abdennour Abbas[(31)], « face à la technologie, la seule réponse, ce n'est pas l'interdiction, c'est la régulation[(32)] ». Car la médecine personnalisée est, à n'en point douter, un excellent remède pour réinventer notre organisation et enfin confier au patient les clefs du système.

« À chaque nouvelle réforme, on remet le même modèle de santé, et on cherche une nouvelle façon de le financer [...] Ma conviction est la suivante : ce n'est pas un problème de budgétisation. La seule façon pour nous de construire un modèle de santé durable, et de déplacer notre attention de

---

(31) Les travaux d'Abdennour Abbas ont été primés par le Massachusetts Institute of Technology (MIT) : en utilisant un système d'anticorps artificiels, il développe un dispositif permettant aux patients de réaliser un autodiagnostic à domicile pour certaines pathologies.

(32) Il développe cette idée dans une conférence organisée par TEDxParis à la Gaîté-Lyrique, le 4 juin 2013 : « De la médecine réactive vers la médecine prédictive ».

l'industrie des soins curatifs vers les technologies préventives, de la médecine réactive et centralisée vers une médecine préventive et personnalisée, [c'est] que le patient devienne l'acteur central dans la surveillance de sa propre santé. C'est plus qu'une alternative, c'est une nécessité», précise Abdennour Abbas.

Nous souscrivons pleinement à ce constat qui rejoint le changement de mentalités auquel nous appelons. L'ambition collective qui doit nous animer n'est pas de sauvegarder notre vieux modèle mais de construire, tous ensemble et par-delà nos intérêts particuliers, un nouvel édifice de santé dont le patient sera la cheville ouvrière.

Conclusion

Entre réalisme et idéalisme

À en croire Tocqueville, «les Français savent que leur pays n'est davantage lui-même que lorsqu'il est imité[1]». Pendant de nombreuses années, la France a pu se vanter de posséder un système de santé qui faisait sa fierté à l'international et que lui enviaient ses voisins. Cette époque correspond-elle à un âge d'or définitivement révolu ? Bien que je porte un regard critique sur les insuffisances actuelles, je ne le crois pas. Il faut plus que jamais garder à l'esprit le message de Tocqueville. Réinventons un modèle qui aura vocation à inspirer les autres et à «faire école» dans le monde !

Le but n'est évidemment pas de flatter notre orgueil national. Soyons ambitieux car ce n'est pas avec des demi-réformes ou des ajustements à la marge que nous créerons l'envie de changement. Portons un projet collectif qui suscite l'enthousiasme des médecins, des paramédicaux et des patients. Surtout, ne cédons pas aux sirènes du fatalisme et de la résignation : même si de nombreuses réformes de notre

(1) Cette citation est reprise par le commissaire général à la stratégie et à la prospective, Jean Pisani-Ferry, dans sa présentation du rapport «Quelle France dans dix ans ? Les chantiers de la décennie», *huffingtonpost.fr*, 30 juin 2014, «Quelle France dans dix ans ?».

système ont échoué, cela ne doit pas nous décourager mais plutôt nous inciter à concevoir une vision nouvelle, plus audacieuse, dégagée des carcans idéologiques. Cela nous semble d'autant plus nécessaire que la santé occupe une place stratégique dans la société et l'économie françaises : elle fait partie des leviers de compétitivité et des moteurs de la croissance. Comme le notait le rapport Gallois, « la santé et l'économie du vivant [...] ouvrent des espaces de plus en plus larges de recherche, d'innovation et de développement industriel où la France doit être présente[(2)] ». Un système de santé qui reste au sommet de la hiérarchie mondiale tire l'ensemble du pays vers le haut.

Dans ce contexte, ne craignons pas d'innover dans notre approche de la santé, de donner plus de prérogatives aux patients : associons-les au renouvellement de nos pratiques. La seule chose que nous avons à redouter, c'est de persévérer dans nos erreurs et de gâcher le potentiel immense que recèle notre pays. Nous avons toutes les cartes en main pour bâtir un système fondé sur l'excellence : une recherche biomédicale de pointe, un écosystème favorable à l'innovation[(3)], un savoir-faire médical reconnu, des infrastructures de qualité et une population de mieux en mieux formée. Ces atouts intellectuels, matériels, scientifiques et humains constituent une richesse inestimable et un motif supplémentaire de croire en notre capacité à transformer notre organisation.

---

(2) Louis Gallois, « Pacte pour la compétitivité française », rapport au Premier ministre, 5 novembre 2012.

(3) Source : institut Montaigne, « Santé : le pari de l'innovation. Une ambition au service de nos finances publiques et de notre compétitivité », décembre 2013.

Il nous appartient de capitaliser sur ces ressources pour redonner une identité et une cohérence à notre système de santé. Si nous avons le sentiment que la médecine, l'hôpital et notre modèle sont en crise, ce n'est pas seulement pour des raisons financières. Nous traversons d'abord une crise de sens, dans la double acception du terme. Nous ne savons plus dans quelle direction avancer et nous ne partageons plus d'idéal commun. En évoquant les réformes qu'il avait instaurées en 1958, Robert Debré parlait de la réalisation d'un « idéal de progrès et d'égalité[4] ». Ce sont des valeurs auxquelles nous pouvons toujours nous identifier, à condition de les réactualiser.

Croire au progrès, c'est faire le pari de l'innovation à tous les niveaux : nouvelles thérapies, nouveaux services, nouvelles organisations, nouvelles structures et nouveaux métiers. C'est promouvoir une culture de la performance et de l'adaptabilité. Croire en l'égalité, c'est s'affranchir d'une vision égalitariste qui pénalise en premier lieu les patients. C'est garantir une qualité effective à tous les Français. C'est miser sur l'excellence des soins et la montée en gamme des prestations dans des établissements moins nombreux, mais plus efficients.

À cet idéal de progrès et d'égalité, j'ajouterai une exigence de vérité et de lucidité. Cessons de faire croire au grand public que notre désorganisation et nos problèmes résultent d'un manque de moyens. Renonçons à tous ces faux débats

(4) Robert Debré, *L'Honneur de vivre*, Stock-Hermann, 1974.

qui masquent les vrais enjeux. Arrêtons d'imaginer que les solutions d'hier seront les remèdes de demain. Nous aussi, professionnels de la santé, réveillons-nous ! Favorisons l'avènement d'un nouveau modèle, centré sur les attentes des patients, qui permettra de revaloriser les compétences de tous les personnels. Et incitons les patients à demander le changement. Transformons-les en partenaires de notre modernisation : nous y gagnerons autant qu'eux. Voilà le défi qui nous attend : insuffler une dynamique positive et renouer avec un idéal qui mobilise tous les acteurs de la santé.

Quant aux patients, ils ont également le droit d'aspirer à un idéal. Ils rêvent sans doute d'un système de santé où les dysfonctionnements seraient l'exception, où les délais d'attente auraient presque disparu, où l'on anticiperait leurs attentes, où les services seraient d'une qualité remarquable, où ils seraient informés à chaque étape de leur prise en charge, où les traitements seraient personnalisés, où l'hôpital et les professionnels de santé viendraient à eux, et où ils seraient vraiment écoutés. En fait, ils rêvent sans doute que leur pays possède, à nouveau, « le meilleur système de santé au monde ».

Alors adressons-leur ce dernier conseil : « Si vous voulez vraiment rêver, réveillez-vous...[5] »

---

(5) Daniel Pennac, *Au bonheur des ogres*, Gallimard, 1985.

Table

Introduction 13

Chapitre I

Le patient en France et en Europe aujourd'hui, l'hôpital contre le patient? 19

L'«hospitalo-centrisme»: des vertus d'un modèle à l'anachronisme .. 20

Les barrières à la transformation: l'État omniprésent et l'égalitarisme 25

Passer de la gestion des moyens à la gestion des patients 28

Le passé d'une illusion: le meilleur système de santé au monde 31

Un symptôme du malaise: le déclin de l'attractivité française 35

Chapitre II

Un nouveau regard, le patient, un client comme les autres .. 39

Patient ou client: dépasser la querelle sémantique 40

Santé et concurrence: une alchimie impossible? 43

Évolution des patients et société de l'immédiateté 46

Le pouvoir accru du patient-client: à la recherche de nouveaux droits 50

Chapitre III

La qualité, côté patients 57

Définir, mesurer et promouvoir la qualité: un vrai défi 59

Accessibilité et qualité: la confusion des genres? 65

Le temps, gage de qualité et d'efficience 70

Les habits neufs de la qualité: recommandation, harmonisation et rétribution 74

Chapitre IV

Une révolution en marche, vers un patient 2.0 81

Mieux connaître les patients: échecs et promesses du DMP 85

Un patient mieux informé: la démocratisation du savoir médical ... 88

Le patient 2.0 : adversaire, partenaire ou expert? 92
Un patient mobile et connecté : la voie de l'autonomisation 99

Chapitre V
Médecins et chercheurs face au défi de l'innovation 105
La nature et le rythme de la formation sont-ils inadaptés? 110
La recherche, pivot de l'innovation 116
L'hyperspécialisation : les paradoxes de l'innovation 122
Vers de nouveaux métiers au service des patients 126

Chapitre VI
Une réforme en profondeur, le patient enfin «au cœur du système» 133
La chirurgie ambulatoire : un vrai sujet et de faux débats 138
En finir avec l'hôpital? De «l'hôpital silo» à un espace d'interface ... 144
Tarification et gouvernance : promouvoir la coordination, la qualité et l'efficience 153
Accepter de se comparer : la France à l'épreuve de son exception ... 162

Chapitre VII
Transformer les mentalités et libérer le potentiel humain .. 171
Le public contre le privé : une barrière idéologique 174
Compter sur notre richesse : les ressources humaines et la valeur des personnels de santé 184
Les managers, de l'ombre à la lumière : vers un leadership médical et managérial? 188
Soyez (im-)patients : le patient, juge de paix et moteur du changement 195

Chapitre VIII
Médecine prédictive et personnalisée, l'émancipation des patients ? 201
La médecine personnalisée : quand le futur devient présent 203

La médecine prédictive : opportunité ou menace? 210
De la société digitale à la société sanitaire? 213
Demain, tous immortels? 217

Conclusion
Entre réalisme et idéalisme 225